Dieter Krowatschek / Holger Domsch

Stressfrei in die Schule

Dieter Krowatschek / Holger Domsch

Stressfrei in die Schule

Ängste überwinden

Patmos

MIX
Papier aus verantwortungsvollen Quellen
FSC® C006701

Für die Schwabenverlag AG ist Nachhaltigkeit ein wichtiger Maßstab ihres Handelns. Wir achten daher auf den Einsatz umweltschonender Ressourcen und Materialien. Dieses Buch wurde auf FSC®-zertifiziertem Papier gedruckt. FSC (Forest Stewardship Council®) ist eine nicht staatliche, gemeinnützige Organisation, die sich für eine ökologische und sozial verantwortliche Nutzung der Wälder unserer Erde einsetzt.

Bibliografische Information der Deutschen Nationalbibliothek
Die Deutsche Nationalbibliothek verzeichnet diese Publikation in der Deutschen Nationalbibliografie; detaillierte bibliografische Daten sind im Internet über http://dnb.d-nb.de abrufbar.

2. Auflage 2011

www.patmos.de

Druck: CPI – Ebner & Spiegel, Ulm
Hergestellt in Deutschland

ISBN 978-3-8436-0045-3

Inhalt

Wenn einer keine Angst hat,
hat er keine Fantasie.
(E. KÄSTNER)

Vorwort

»Angst macht dumm!« denken viele Eltern seit Generationen. Wissenschaftlich gesehen zeigt sich allerdings kein übermäßig hoher Zusammenhang zwischen Angst und Schulleistungen. Wahr ist aber, dass es viele Kinder und Jugendliche gibt, die bei wachsendem Leistungsdruck unter Ängsten leiden, in Prüfungen, Klassenarbeiten oder Tests versagen und sogar Schule und Unterricht meiden. Dennoch gehören Leistungsanforderungen, Prüfungen und Konfliktsituationen zu ihrem Alltag, ohne dass sie sich ihnen entziehen können. Man nimmt an, dass etwa fünf Prozent aller Kinder und Jugendlichen übermäßig hohe Angst zeigen. Dieser Prozentsatz erhöht sich rapide, wenn es um Schul- und Prüfungsängste geht.

Viele Kinder und Jugendliche erkennen deutlich, wenn Angst sie lähmt, keine klaren Gedanken möglich sind und Gelerntes nicht mehr aktiviert werden kann. Manche vermeiden solche Situationen und entwickeln psychosomatische und körperliche Beschwerden wie Bauchweh, Übelkeit, Kopfschmerzen, Atemnot und Ähnliches. Ihnen, ihren Eltern und Lehrkräften bietet dieses Buch eine Vielzahl von Hilfestellungen und Fallbeispielen im Umgang mit Angst auslösenden Situationen und Prüfungen. Es eignet sich besonders bei Problemen, die noch überschaubar sind und noch keine lange, oft belastende Therapie notwendig machen.

In diesem Buch geht es um Sofortmaßnahmen, die Eltern, Lehrkräfte und Betroffene selbst ergreifen können. Es sind in der Praxis mit Kindern und Jugendlichen erprobte Methoden aus der Stressprävention, der kognitiven Verhaltens- und Lerntherapie. Oft verblüffend einfach, verschaffen sie in unterschiedlichen Angst auslösenden Situationen Hilfe. Klare und verständliche Interventionen als Maßnahmen bei Trennungsangst, morgendlichen Auseinandersetzungen, Problemen bei der Prüfungsvorbereitung oder Stress bei Klassenarbeiten geben Möglichkeiten zu Verbesserung und Lösung der Schwierigkeiten.

Unsere Erfahrungen aus der Praxis haben gezeigt, dass die hier vermittelten Methoden tatsächlich hilfreich sind. So hat Janina mit Hilfe eines kleinen Punkteplanes den Schulbesuch geschafft, ihre Mutter fühlt sich entlastet und die Familiensituation kehrt zur Normalität zurück. Aber auch Sven, der gerade sein schriftliches Abitur macht, wendet einige der vorgeschlagenen Atemübungen an und hat uns vor kurzem freudig berichtet: »Es hat funktioniert. Ich wusste gar nicht, dass es so einfach ist.«

Unseren Leserinnen und Lesern alles Gute, viel Mut und Angst in Maßen!

Marburg, im August 2006
Dieter Krowatschek
Holger Domsch

Solange man nicht aufgibt,
ist man nicht besiegt.
(SPRICHWORT)

Höhlenmenschen treffen auf einen Tiger

Vor Tausenden von Jahren hatten die Höhlenmenschen einen schlimmen Feind: den gefährlichen und gefräßigen Tiger. Über seine Angriffslust und seine scharfen Zähne gab es so viele Gerüchte, dass die Leute sich schon vor ihm fürchteten, ohne ihn überhaupt gesehen zu haben. Eines Tages nun hörte ein Höhlenmensch tatsächlich zum ersten Mal in seinem Leben das Fauchen eines Tigers. Sein Herz begann schneller zu schlagen. Seine Atmung wurde immer hastiger und seine Zähne klapperten vor Angst. Im Magen war ihm flau und vor Furcht hatte er ganz weiche Knie. Seine Muskeln spannten sich fast bis zum Äußersten an, um wegzurennen oder im Notfall sogar mit dem Tiger zu kämpfen. Er hatte aber nicht viel Zeit, sich Gedanken um seine Angst zu machen. Es gab nämlich nur drei Möglichkeiten:

- Entweder würde der Tiger ihn gleich zerfleischen,
- oder er selbst als guter Jäger würde ihn in einem schnellen Angriff töten,
- schließlich aber konnte es auch sein, dass beide voreinander wegliefen.

»Tiger« im Alltag unserer Kinder und Jugendlichen

Heute setzen sich Kinder und Jugendliche mit anderen Problemen auseinander als der Höhlenmensch. Und doch werden auch sie von »Tigern« bedroht. Ihre »Tiger« sind vielleicht kleiner, aber sie werden sie nicht so einfach los. Sie regen sich vor dem Schreiben von Klassenarbeiten, bei Prüfungen oder wenn sie in der Schule aufgerufen werden, furchtbar auf. Sie reagieren dann wie der Höhlenmensch. So kann es sein, dass auch ihr Herz anfängt, schneller zu schlagen, sie verschwitzte Hände haben, ihnen schlecht wird und sie anfangen, vor Angst und Aufregung hektisch ein- und auszuatmen.

Wenn Erwachsene sich an ihre Schulzeit zurückerinnern, neigen sie dazu, diese zu verklären und in der Rückblende oft als eine sorgenfreie und problemlose Zeit zu interpretieren. In Wirklichkeit aber sind Kinder schon sehr früh starken Belastungen ausgesetzt. So beginnt für viele der Leistungsdruck bereits im Kindergarten. Die Aufführung eines Weihnachtsmärchens, das Aufsagen eines kleinen Gedichtes können Angst, Stress und Anspannung auslösen. In der Schule setzt sich dies ins Unermessliche fort. So wissen Kinder schon sehr früh, dass von ihnen gute Leistungen erwartet werden, weil sie eine bestimmte Schul- oder eine besondere Berufsausbildung durchlaufen sollen.

Kinder müssen zusätzlich mit unterschiedlichstem Stress in ihrem Alltag fertig werden: Scheidungen, Berufstätigkeit beider Eltern (Schlüsselkinder) oder Arbeitslosigkeit, Probleme allein Erziehender, Krankheiten, Geldsorgen, perspektivlose Zukunft usw. Daneben vermitteln die Medien ihnen ständig eine Umwelt, die von Gewalt, Brutalität und Gefahren geprägt zu sein scheint.

Angst haben wir alle.
Der Unterschied liegt in der Frage: Wovor?

(F. THIES)

Das Phänomen der Angst

Gesichter der Angst

Es ist nicht verwunderlich, wenn Kinder auf Angst, Stress und Druck mit körperlichen oder emotionalen Symptomen reagieren:

Körperliche Stresssymptome	
• Schlaflosigkeit,	• Kopfschmerzen,
• erhöhter Blutdruck,	• ein Kloß im Hals,
• Herzrasen,	• Schwitzen, Zittern, Erröten,
• Appetitlosigkeit,	• Heißhungerattacken,
• Bettnässen,	• Durchfall oder Verstopfung,
• Einkoten,	• allergische Reaktionen,
• nervöse Magenbeschwerden,	• ...
• Kurzatmigkeit,	

Emotionale Stresssymptome	
• überhöhte Ängstlichkeit,	• unkontrollierte Wutausbrüche,
• Denkblockaden,	• Stimmungsschwankungen,
• hohe Nervosität,	• Zurückgezogenheit,
• Überempfindlichkeit,	• Impulsivität,
• starke Unkonzentriertheit,	• ...
• viele Sorgen,	

So kommt Lukas täglich mit Kopfschmerzen aus der Schule. Anna wird bei dem geringsten Anlass fahrig, vergesslich und kann sich kaum strukturieren. Jonas verspürt schon täglich vor der Schule

Übelkeit, möchte sich übergeben, Lisa regt sich auf, läuft rot an, bekommt Herzklopfen, wenn sie nur an Unterricht denkt, und Kevin kann abends vor Ängsten und Sorgen über den nächsten Tag nicht einschlafen.

Schon aus dieser kleinen Auswahl wird deutlich, dass die geschilderten psychosomatischen, körperlichen und emotionalen Beschwerden wahrscheinlich Zeichen von Stress, Angst, Prüfungs- und Leistungsdruck, Anspannung und vielleicht auch subjektiver oder objektiver Überforderung sind.

Sind die »Tiger« heute kleiner?

Viele Kinder haben ständig Angst, dass sie bei Prüfungen Fragen nicht beantworten können. Sie beschreiben, dass sie bei Klassenarbeiten immer aufgeregter werden und schließlich keinen klaren Gedanken mehr fassen können. Schon auf die Vorbereitung von Arbeiten und Prüfungen können sie sich nur schwer konzentrieren. Allein der Gedanke an bevorstehende Prüfungen und Klassenarbeiten löst Ängste oder Depressionen aus und behindert bei der Arbeit.

In den vergangenen Jahren haben uns auffällig mehr junge Erwachsene vor dem Abitur aufgesucht, weil sie eine starke und lähmende Prüfungsängstlichkeit entwickelt hatten. Immer wieder klagten sie, dass sie zwar lernten und lernten, aber schon jetzt Angst hätten, dass ihnen dann in der mündlichen Prüfung oder im schriftlichen Abitur überhaupt nichts einfallen werde. Oder aber sie berichteten, dass sie nach der Prüfung genau wussten, dass sie nur einen Teil des Gelernten eingebracht hatten, weil sie zu aufgeregt waren.
So entschlossen wir uns im letzten Jahr probeweise, die besonders Prüfungsängstlichen von 120 Abiturienten eines kleinen Gymnasiums mitten auf dem Lande noch einmal kurz vor dem schriftlichen Abitur zu trainieren, ihnen einige während der Prüfung praktizierbare Atemübungen an die Hand zu geben, damit sie die

schriftlichen Arbeiten gut würden überstehen können. Für die große Pause vereinbarten wir den Vorraum der Aula als Treffpunkt. Als wir zum Vorraum kamen, war niemand da. Wir öffneten die Tür zur Aula und dort saßen achtzig Schülerinnen und Schüler und warteten gespannt auf uns …

Zusehends mehr Schülerinnen und Schüler leiden sogar unter Schulangst. Viele vermuten Leistungsdruck als Ursache. Die Folgen sind für Kinder und Jugendliche oft katastrophal. Sie fühlen sich nicht nur schlecht, sie versagen in der Schule, und die meisten von ihnen wollen überhaupt nicht mehr in die Schule gehen.

Das Geheimnis der Angst

Jeder erlebt einmal Angst. Sie gehört zu den natürlichsten Dingen auf der Welt. Angst kommt bei Menschen und Tieren, Großen und Kleinen, Älteren und Jüngeren vor. Wir empfinden sie meistens als unangenehm – oft in Situationen, die uns bedrohlich erscheinen.

Was passiert mit uns, wenn wir uns ängstigen?

Angst löst ein ganzes Feuerwerk von Reaktionen in unserem Körper aus. Viele dieser körperlichen Reaktionen stammen noch aus der Zeit unserer frühesten Vorfahren und waren damals durchaus sinnvoll. Traf ein Höhlenmensch auf einen Tiger, schaltete sein Körper um. Zwei Strategien waren sinnvoll: Flucht oder Kampf. Mehr Blut floss in sein Gehirn. Er musste schnell entscheiden, welcher dieser beiden Wege einzuschlagen und wie zu realisieren war. Sein Körper wurde in höchste Aktivitätsbereitschaft gesetzt. Schnelligkeit und Kraft werden bei der Begegnung mit einem Tiger benötigt. Dafür wird unter anderem Adrenalin ausgeschüttet. Das Herz schlägt schneller, die Atmung wird flacher, aber die Muskeln werden mit Energie und Sauerstoff versorgt. Gleichzeitig nimmt das Hungergefühl ab und auch das Bedürfnis nach Schlaf tritt zurück. Schließlich ist es beim Anblick eines Tigers weder sinnvoll, sich erst einmal den Magen vollzuschlagen, noch sich bequem zum Schlafen hinzulegen. Viele kennen den Ausspruch: »Der hat sich vor Angst in die Hosen gemacht!« Eine volle Blase ist unnötiger Ballast, wenn es darum geht, schnell wegzurennen. Auch die Aufmerksamkeit nimmt zu. Wir nehmen den Tiger und die gesamte Umwelt besser wahr. Sensible Stresshormone sorgen dafür, dass wir uns die Situation im Gedächtnis einprägen. Evolutionär betrachtet macht dies durchaus Sinn. Relevante Dinge werden besser gespeichert und wir lernen aus ihnen. Beim nächsten Mal wissen wir genauer, wie wir auf einen Tiger reagieren müssen.

Was über Millionen von Jahren unsere Vorfahren beschützt und ihnen geholfen hat, den Tag zu überleben, lässt sich in der heutigen Zivilisation nicht so schnell verändern. Die Angst und ihre körperlichen Reaktionen sind sozusagen in unseren Genen vorprogrammiert. Für manche Situationen ist dieses »Programm« auch in einer Gesellschaft ohne frei herumstreunende Tiger noch sinnvoll. Erschrickt ein Kind, weil es an ein heißes Bügeleisen fasst, wird es in der Zukunft tunlichst seine Finger davon lassen. Genauso wie beim Tiger brennt sich dieses Erlebnis ins Gedächtnis ein. In anderen Situationen jedoch funktioniert dieses Muster nicht zufriedenstellend: Ein Kind, das in seiner neuen Schule eine schlechte Erfahrung macht, wird sich am nächsten Morgen unter Umständen mit einem flauen Gefühl im Magen auf den Schulweg machen. Ein Mädchen, das von einer Lehrkraft vor der Klasse bloßgestellt wird, erinnert sich möglicherweise sein Leben lang genau an diese Situation.

Unser Gedächtnis speichert solche und ähnliche Begebenheiten fest ein. Jeder kennt einen Augenblick, in dem er etwas Schlimmes erlebte, und kann davon berichten. Doch genauso wie vor einigen Millionen Jahren hat auch heute die Angst in ihrer natürlichen Form erst einmal eine schützende Funktion. Sie bewahrt uns vor möglichen Gefahren. Einem Abgrund treten wir nicht zu nahe, weil wir Angst haben, hinabzustürzen. Daneben hat die Angst sogar noch andere positive Seiten: Stellen Sie sich einmal vor, Sie würden im Urlaub – wo Sie keiner kennt – in einem Café aufstehen, den Ober laut beschimpfen und anschließend kräftig rülpsen. Sicherlich werden Sie von dieser Idee nicht gerade begeistert sein. Aber was hindert Sie daran? Letztendlich ausschließlich die Angst vor der Blamage, die anderen könnten Sie für verrückt, unhöflich, ungehobelt, unmöglich, befremdlich etc. halten. Angst bestimmt also zu einem großen Teil die Einhaltung von Umgangsformen.

Genauso kann ein wenig Angst motivierend sein, sich an bestimmte Regeln zu halten oder sich anzustrengen: Jan sind die Noten in der Schule nicht wichtig. Ob er nun eine »Zwei« oder eine »Vier« schreibt, ist ihm egal. Dementsprechend hat er auch keine Angst vor einer schlechten Note und strengt sich in der Schule erst gar nicht an. Tim verhält sich etwas anders. Ihm sind die Noten wichtig. Vor einer Klausur ist er immer etwas nervös, ohne dass er in Panik verfällt. Tims Angst ist während der Arbeit auf einem mittleren Niveau. Dies kann für ihn von Vorteil sein. Wissenschaftliche Untersuchungen untermauern, dass ein bisschen Angst unsere Leistung steigern kann: Wir können uns besser konzentrieren, sogar schneller arbeiten. Erst wenn die Angst ein gewisses Maß überschreitet, machen wir mehr Fehler und leisten weniger mit schlechten Resultaten. Dann kann Angst sich sogar zu so genannten Denkblockaden bis hin zu Blackouts steigern: Für den Augenblick vergessen wir alles Wesentliche. Der Kopf scheint wie leer geblasen und jede Anstrengung, sich zu erinnern, ist vergebens: Als Ole in seiner mündlichen Abiturprüfung steht, kann er sich nicht einmal mehr an seinen eigenen Namen erinnern.

Angst hat also zwei Seiten: Sie hilft, schneller zu lernen, Gefahren aus dem Weg zu gehen und sogar unsere Leistung zu steigern. Sie beeinträchtigt aber auch in hohem Maße. Dauerhaft führt starke Angst zu Stress. Begegnen wir nur hin und wieder einem unserer »modernen heutigen« Tiger, erholen wir uns schnell davon. Unser Körper schaltet dann auf die Kampf- oder Flucht-Reaktion um. Energie wird freigesetzt und in die Muskeln geführt. Nach der Angst einflößenden Situation haben wir Zeit, uns zu regenerieren und unnötige Energien abzubauen. Langsam können wir wieder aus dem Alarm- in den Normalzustand wechseln. Erst wenn sich diese Situationen häufen, empfinden wir Stress. Kinder, die vor Klassenarbeiten und Prüfungen in der Schule Angst haben, stehen dem »Tiger« Schule täglich gegenüber. Dies führt zu unangenehmen Stressreaktionen. Der Körper hat keine Zeit, sich zu erholen, und schaltet auf Daueralarm. Die Folgen sind Erschöpfung, Konzentrationsprobleme und eine geringere Immunabwehr. In diesem Fall gilt es, etwas zu unternehmen.

Was ist normal? Ängste, die man nicht fürchten muss

Eltern machen sich oft Sorgen um die Ängste bei Kindern. Sie sind unsicher, ob sich die beobachtete Angst legen wird, ob sie zur normalen Entwicklung gehört oder ob etwas gegen sie unternommen werden muss. Deshalb beschäftigen wir uns zunächst mit der Frage, welche Ängste von Kindern wann Sorgen bereiten sollten und welche hingenommen werden können.

Es gibt Ängste, die in bestimmten Altersabschnitten vermehrt auftreten. Sie sind normal und verschwinden im Laufe der Zeit wieder. Fast alle Kinder unter zwei Jahren haben Trennungsängste. Sie achten sehr darauf, stets in der Nähe ihrer Mutter zu sein. Betritt beispielsweise eine fremde Person den Raum, eilen sie zur Mutter und fühlen sich dort sicher. In diesem Alter machen Trennungsängste Sinn. Schließlich haben die Kleinen gerade das Laufen erlernt und sind somit rein physisch in der Lage, sich aus ihrem gewohnten Umfeld zu entfernen. Die Trennungsangst entlastet die Mutter in gewissem Maße von ihrer Aufsichtspflicht, weil das Kind selbst darauf achtet, nicht verloren zu gehen.

Im Alter von zwei bis drei Jahren entwickeln Kinder oft Angst vor der Dunkelheit und vor kleineren Tieren:

> Marie hat vor dem Schlafengehen Angst vor Ungeheuern und kleinen Tieren, die sich in ihrem Zimmer versteckt halten könnten. Jeden Abend inspiziert sie zusammen mit ihrer Mutter den Schrank und das Bett. Sie gucken sogar unter den Teppich – denn vielleicht hat sich ja dort ein Gespenst versteckt. Erst nachdem Maries Mutter den Raum für »gespensterfrei«, erklärt hat, kann sich Marie beruhigt ins Bett legen. Und trotzdem wacht sie hin und wieder nachts auf und hat etwas Gruseliges geträumt.

Im Alter von etwa fünf Jahren entwickeln viele Kinder Angst vor bösen oder gemeinen Menschen. Auch die Angst vor Verletzungen ist in dieser Altersstufe besonders ausgeprägt.

Joshua zum Beispiel hat nachts Angst, dass ein Dieb ins Haus einbricht. Er liegt angespannt im Bett und lauscht den Geräuschen aus dem Erdgeschoss. Erst nach einer Weile traut er sich, in das Zimmer seiner Eltern zu rasen, um sie zu warnen und selbst Trost zu suchen.
Zum Glück ließen Joshuas Befürchtungen schnell wieder nach, doch mit sechs Jahren entwickelt er eine neue Angst: Nun fürchtet er sich, bei Unwetter allein zu schlafen. Bei Gewitter steht er oft weinend vor dem Bett seiner Eltern und beruhigt sich erst, wenn er sich unter ihrer Bettdecke verkrochen hat.

Im Alter von sieben und acht Jahren fürchten sich viele Kinder vor Ereignissen, die sie im Fernsehen gesehen haben.

Jan hat plötzlich Angst vor dem Krümelmonster aus der Sesamstraße. Muss er nachts auf die Toilette, vermutet er das Monster hinter jeder Tür. Erst im eigenen Bett fühlt er sich wieder sicher.

Zwischen acht und zehn Jahren beginnen die Kinder Ängste zu entwickeln, die sich auf eigene Leistung und soziale Anerkennung beziehen. Dies ist das Alter, in dem die Meinung anderer Kinder immer wichtiger wird. Gehöre ich zur Clique? Werde ich zu Geburtstagsfeiern eingeladen? Kann ich mich in der Klasse behaupten?

Laura zeigt sich in der Schule schüchtern. Sie mag es überhaupt nicht, vom Lehrer aufgerufen zu werden. Sarah dagegen hat ganz andere Sorgen. Sie achtet sehr darauf, was die anderen Mädchen ihrer Klasse über sie denken. Für sie ist es eine Katastrophe, wenn die anderen ihre neuen Klamotten nicht mögen.

Es ist nicht so schlimm, wenn einige der beschriebenen Ängste zeitlich etwas länger andauern. Bei manchen Kindern treten sie auch ausgeprägter auf als bei anderen. In der Regel verschwinden sie aber wieder. Erst wenn die Ängste weit über die natürlichen Zeitfenster hinaus bestehen bleiben oder das Kind sehr stark beeinträchtigen, sollten sich Eltern ernsthaft Sorgen machen.

Staunen ist der erste Schritt zur Erkenntnis.

(L. PASTEUR)

In der Höhle des Tigers – Schulangst

Als Julia uns das erste Mal mit ihrer Mutter im Schulpsychologischen Dienst besucht, ist sie neun Jahre alt. Zögerlich betreten beide das Beratungszimmer, und ehe sie sich setzen, schauen sie sich im Raum genau um. Dann beginnt die Mutter, von Julias Schulangst zu berichten. Seit einiger Zeit hat Julia Angst, zur Schule zu gehen. In letzter Zeit kann sie schon abends nicht richtig einschlafen, und wenn sie schläft, wacht sie nachts auf und kommt ins Bett der Eltern.
Morgens entbrennt sich dann ein regelrechter Kampf um die Schule. Sobald Julias Vater erfährt, dass Julia nicht hingehen möchte, wird er so wütend, dass er sich auf keine Diskussion mehr einlässt. Julias Klassenlehrerin kann sich die Berichte der Mutter gar nicht erklären. Sie hat keine Probleme mit ihrer Schülerin, und Julia fällt im Unterricht nicht unangenehm auf. Sie beteiligt sich zwar nicht besonders häufig, aber manche Schüler sind eben so. Während die Mutter erzählt, sitzt Julia ruhig auf ihrem Stuhl und hört sich die Klagen an.

Bis vor kurzem ist der elfjährige Patrick gern in die Schule gegangen. Er gehört zu den besten Schülern seiner Klasse. Doch seit einiger Zeit klagt sein Klassenlehrer über mangelnde Beteiligung am Unterricht: »Patrick sitzt nur noch so rum und träumt.« Auch zu Hause wirkt er in sich gekehrt und verhält sich viel stiller als gewohnt. Seinen Eltern fällt auf, dass viel seltener Freunde zu Besuch kommen. Wenn er mit seiner kleineren Schwester spielt, bricht er neuerdings urplötzlich in Wut aus. Nachts schläft er schlecht und hat viele Albträume. Morgens kommt er nicht aus dem Bett. Patricks Eltern stehen der Situation ratlos gegenüber. Sie können sich seine Wesenswandlung nicht erklären. Erst als eine Nachbarin fragt, wie Patrick eigentlich die Schikanen in der Schule erträgt, geht den Eltern ein Licht auf.

Der dreizehnjährige Lars liegt seit einer Woche krank im Bett – mal wieder. Es ist sein achtzehnter Fehltag in diesem Schuljahr. Immer wieder klagt er über Bauch- oder Kopfschmerzen. An einigen Tagen kommt er wegen plötzlicher Übelkeit gar nicht aus den Federn. Seine Mutter stellt ihm mittlerweile jeden Abend eine Spuckschüssel neben das Bett – »für den Notfall«. Seine Eltern befürchten, er leide unter einer schlimmen Erkrankung. Doch unterschiedliche Ärzte können nichts Auffälliges feststellen. Seine Mutter ist hilflos, denn auch aus der Schule wächst der Druck. Einige Lehrer sehen sich nicht mehr in der Lage, Lars eine Note zu geben. Wegen seiner Beschwerden konnte er zu viele wichtige Klassenarbeiten nicht mitschreiben.

Kinder mit ausgeprägten Aggressionen erkennt jeder in der Regel leicht. Sie fallen in der Schule oder zu Hause durch Wutanfälle, lautstarke Beschimpfungen, Prügeleien oder das willkürliche Zerstören von Gegenständen auf. Das Phänomen der Angst ist viel schwieriger auszumachen. Das liegt insbesondere daran, dass Angst im Gegensatz zu Aggression meistens ein nach innen gekehrtes Phänomen ist.

Julia gilt schon immer als zurückhaltend und scheu. Dass sie Angst vor der Schule hat, wäre ihrer Klassenlehrerin jedoch nie in den Sinn gekommen.

Lars fällt – abgesehen von seinen Krankheitstagen in der Schule – nicht negativ auf, er schreibt sogar gute Noten.

Sowohl Julia als auch Lars sind Beispiele dafür, dass es uns bei einigen Kindern schwer fallen kann, überhaupt zu bemerken, dass sie etwas bedrückt. Bei anderen Kindern oder Jugendlichen nehmen wir ganz andere Ursachen für ihr Verhalten an – aber nicht Angst. Mareikes Lehrerin zum Beispiel berichtet, ihre Schülerin könne sich nicht konzentrieren. Sie befürchtet eine Aufmerksamkeitsstörung. Lisas Vater steht der Schulschwänzerei seiner Tochter hilflos gegenüber. Er denkt, sie sei mit den falschen Freunden zusammen, und verbietet ihr deshalb den Umgang mit ihnen. An ihre Sorgen und mögliche Ängste vor der Schule denkt er im ersten Augenblick überhaupt nicht.

An unseren Beispielen sehen Sie, dass die Angst vor der Schule ganz unterschiedliche Gesichter haben kann. Ein Kind, das unter Angst leidet, kann scheu und zurückhaltend wirken und nervös auf dem Stuhl hin- und herrutschen. Ein anderes entlädt seine angestaute Energie zu Hause plötzlich in einem Temperamentsausbruch. So kann Schulangst unterschiedliche Formen und Begleiterscheinungen haben. Manchmal werden Sie das eigene Kind wiedererkennen – manchmal nicht.

Wenn Schule auf den Magen schlägt

Viele Kinder und Jugendliche mit Schulangst leiden unter plötzlichen Bauch- oder Kopfschmerzen. Einigen wird schwindelig und übel, andere reagieren mit anderen körperlichen Beschwerden. Der konsultierte Hausarzt schickt das Kind für einen Tag ins Bett, verschreibt ein leichtes Medikament oder empfiehlt Tees gegen Darmkrämpfe und Übelkeit. Die ärztliche Untersuchung bringt keine klaren Ergebnisse und kann die Häufung und Regelmäßigkeit der Beschwerden nicht klären.

Lars war bei drei verschiedenen Ärzten, die alle nichts Besonderes feststellen konnten. Die Eltern sind dadurch verunsichert. Sie wollen ihr Kind unterstützen, doch fragen sie sich: Sind die Kopfschmerzen, die Bauchschmerzen oder die Übelkeit nun eingebildet oder nicht? Sicherlich nicht. Oder?

Einige der Beschwerden entstehen durch den akuten Stress, den Schulangst auslöst. Der Vorwurf, das Unwohlsein sei nur eingebildet, verschlimmert in der Regel die Lage des Kindes. Die Situation, in der sich die Eltern befinden, ist zweischneidig. Vorwürfe wie »Du bildest dir das nur ein!« lösen bei dem Kind das Gefühl aus, im Stich gelassen zu werden. Doch gestatten die Eltern dem Kind, zu Hause zu bleiben, verstärkt die Erlaubnis das Problem: Was dem Kind kurzfristig zu helfen scheint, macht den Schulbesuch langfristig nur noch schwieriger. Denn auch wenn es nur unbewusst ist, hat das Kind Folgendes gelernt: »Wenn ich krank bin, weil es mir schlecht geht und ich deshalb Theater mache, darf ich zu Hause bleiben!«

Bei vielen Kindern und Jugendlichen mit Schulangst lassen

die körperlichen Beschwerden bereits am späten Vormittag wieder nach. Nachdem das Kind den als Gefahr wahrgenommenen Schulgang abgewendet hat, kann sich der Körper allmählich wieder entspannen. Erst am Abend treten die Beschwerden erneut auf: Der nächste Schultag kündigt sich an. Das gleiche Muster lässt sich auch über einen längeren Zeitraum – über eine Woche oder sogar ein Schuljahr – beobachten. Während die Beschwerden unter der Woche vermehrt vorkommen, haben die Kinder an den Wochenenden keine Symptome. Erst am Sonntagabend, wenn die Schule wieder greifbar nah ist, fangen die Beschwerden erneut an.

Im Fall von Lars haben wir der Mutter geraten, ein Beschwerdetagebuch zu führen. Sie trug über mehrere Monate jeden Tag ein, ob und wann Lars unter Bauch- und Kopfschmerzen oder Übelkeit litt. Das Ergebnis war eindeutig: Unter der Woche klagte er immer wieder über Schmerzen, am Wochenende traten kaum Probleme auf. Es gab sogar längere Zeiträume, in denen Lars beschwerdefrei war: die Ferien.

Kurze Nacht und langer Morgen

Jessica (10 Jahre) kommt morgens nur unter Protest aus dem Bett. Das Anziehen dauert mehr als zwanzig Minuten, weil Jessica sich einfach nicht entscheiden kann, was sie tragen möchte. Beim Frühstück stochert sie lustlos in ihrem Essen herum und an manchen Tagen isst sie fast gar nichts. Damit Jessica dennoch rechtzeitig zur Schule kommt, steht ihre Mutter jeden Morgen eine halbe Stunde früher auf – »Es dauert eben alles ein bisschen länger.« In den Ferien ist Jessica nicht wiederzuerkennen. Manchmal steht sie dann sogar vor ihren Eltern auf, um das Frühstück vorzubereiten.

Viele Kinder mit Schulangst haben Probleme mit dem Ein- und Durchschlafen. Gerade wenn abendliche Rituale wie zum Beispiel die Gutenachtgeschichte oder eine feste Zeit für die Nachtruhe fehlen, fällt das Einschlafen schwer. Andere zeigen einen leichten und unruhigen Schlaf. Sie bewegen sich im Schlaf und wachen bei dem kleinsten Geräusch auf. Einige Kinder kommen nachts ins elterliche Bett, weil sie Albträume haben, nicht durchschlafen können oder nicht allein sein wollen.

Timo kriecht fast jede Nacht in das Bett seiner allein erziehenden Mutter, in dem bereits – »für den Notfall« – Bettdecke und Kopfkissen für ihn bereitliegen. Er klagt über Albträume und Schlafprobleme. Timo ist bereits vierzehn Jahre alt und eigentlich ist es ihm sehr peinlich, bei seiner Mutter zu schlafen. Und dennoch kommt er jeden Abend wieder.

Nach einer unruhigen Nacht wundert es nicht, dass viele dieser Kinder am anderen Morgen unausgeschlafen sind und schlecht aus dem Bett kommen. Sie fühlen sich schlapp und unmotiviert. Nicht selten ziehen sich morgendliche Rituale in die Länge: beim Anziehen, Waschen, Packen und Frühstück wird getrödelt – die Zeit immer knapper. Was ruhig vonstatten gehen könnte, artet in Stress und Hektik aus. An einen ruhigen Tagesbeginn ist nicht zu denken.

Wüterich und Angsthase

Als der fünfzehnjährige Kai in unsere Sprechstunde kommt, denkt anfangs niemand an Schulangst. Im Unterricht stört er und bedroht andere Kinder auf dem Schulhof. Er besucht eine Realschule. Seine Klassenlehrerin beschreibt ihn als verzogenes Kind.

Die Probleme begannen in der fünften Klasse. Kai wechselte von einer kleinen behüteten Grundschule in einem ländlichen Gebiet auf die größte Realschule der Gegend. Anstelle seines alten Schulgeländes mit einem großen Fußballplatz, einem einladenden Schulhof, umsäumt von viel Grünfläche, erwarteten ihn an der neuen Schule Asphalt und Beton. In dieser neuen Umgebung fühlte er sich nicht wohl.

Ein unpersönliches Umfeld, ältere Schüler und höhere Anforderungen führen bei Kai schon nach wenigen Wochen dazu, dass er die Rolle des Pausenclowns einnimmt. Die anderen Schülerinnen und

Schüler lachen im Unterricht über seine Witze und sein schlechtes Betragen. Er nimmt es als Anerkennung wahr. Daher reagiert er auf die strenger werdenden Ermahnungen der Lehrer mit gesteigert aggressivem Verhalten. Aus schlagfertigen Antworten werden Pöbeleien und schließlich Verhaltensauffälligkeiten aggressiver Art. Kai ist mittlerweile an der ganzen Schule bekannt.

Von den beiden natürlichen Reaktionen auf Schulangst – Flucht oder Kampf – hat Kai den Kampf gewählt. Die meisten reagieren mit Flucht, vermeiden Schule und ziehen sich zurück. Einige aber, insbesondere Jungen, wählen den Kampf. Aufgrund ihrer Schulangst neigen sie zu aggressiven Verhaltensweisen. Was uns auf den ersten Blick vielleicht überrascht, lässt sich leicht erklären.

Allzu oft wird aggressives Verhalten von Kindern falsch interpretiert. Reagiert die Lehrkraft – wie im Beispiel von Kai – mit erhöhtem Druck, beginnt ein Teufelskreis. Kai, der dem Druck nicht gewachsen ist und dessen Angst sich steigert, greift zu bewährter Kampfmethode: Er verhält sich noch aggressiver. Kinder, die auf ihre Angst mit aggressivem Verhalten reagieren, sind in großer Not. Sie wissen nicht, wie sie mit ihren Ängsten anders umgehen können. Sie benötigen vor allem Zuwendung, Anerkennung und Verständnis – vielleicht mehr als andere.

Einige richten ihre Aggressionen nicht nach außen, sondern gegen sich selbst. Dieses Verhalten wird als autoaggressiv bezeichnet und ist schwerer zu erkennen, zum einen, weil sich niemand darüber beschwert, zum anderen, weil es in der Regel im Verborgenen stattfindet. Formen von Autoaggression sind das Herausreißen der eigenen Haare, das Herunterkauen der Fingernägel und das absichtliche Stoßen des Kopfes an eine Wand, aber auch das Aufritzen der Haut. Gerade die letztgenannte Form der Autoaggression findet sich vor allem bei Jugendlichen wieder. Mit Rasierklingen, Scheren, Glasscherben oder Ähnlichem ritzen sich die Jugendlichen in Arme oder Beine. Der entstandene Schmerz lenkt ab und ausgeschüttete Endorphine führen bei häufigerem Ritzen sogar zu Glücksgefühlen.

Julia besucht uns in unserer Sprechstunde an einem strahlenden Sommertag. Sie hat Probleme in ihrer Klasse und möchte gern die Schule wechseln. Sie fühlt sich gemobbt und von allen ausgeschlossen. Zu Hause – berichtet sie – habe sie auch Stress, weil sich ihre Eltern getrennt hätten. Sie lebe jetzt bei ihrem Vater, aber es gebe Probleme. Julia ist eine sehr gute Schülerin, sie drückt sich sehr gut aus und macht einen sehr aufgeschlossenen Eindruck. Und dennoch stimmt etwas an ihrem Erscheinungsbild nicht. Sie trägt einen langen Rollkragenpullover, obwohl es draußen sommerlich warm ist. Wir bitten sie, einen Ärmel ihres Pullovers hochzukrempeln. Sie beginnt zu weinen. Der Unterarm bis zum Ellbogen ist übersät von tiefen blutigen Einschnitten. Auch der andere Arm sieht ähnlich aus. Sie berichtet, dass nur das Ritzen ihre innere Spannung verringere. Der Vater ist fassungslos …

Ein freier Tag ist ein Feiertag

Schulängstliche Kinder und Jugendliche sind fast jeden Tag mit ihrer Angst konfrontiert. Doch jede Regel bestätigt sich durch ihre Ausnahme. In diesem Fall bilden Wochenende und Ferien die Ausnahme. In dieser Zeit verschwindet die Angst, und die Kinder blühen regelrecht auf. Sie sind ausgelassener, fröhlicher und zeigen weniger körperliche Beschwerden.

Trennungsangst

In der Regel freuen sich alle Kinder auf ihre Einschulung. Von diesem Zeitpunkt an gehören sie zu den »Großen«. Leonie zum Beispiel betont immer wieder, dass sie jetzt nicht mehr zu den Kindergartenkindern zählt. Stolz berichtet sie von der Einschulung, der Schultüte und ihren Lehrerinnen und Lehrern. Auch ihr kleiner Bruder fiebert nun der Schule entgegen und übt sich bereits fleißig im Aufsagen des ABCs.

Bei einigen Kindern hält sich diese Freude jedoch in Grenzen.

Sie möchten im Kindergarten oder zu Hause bleiben, nicht aber in die Schule gehen.

Zur Begrüßung der Erstklässler haben die zweiten und dritten Klassen eine kleine Aufführung eingeübt. Die neuen Schülerinnen und Schüler sitzen in der festlich geschmückten Aula und werden von ihren stolzen Eltern, Großeltern, Geschwistern und anderen Verwandten umringt. Es ist ihr großer Tag. Auch Florian ist unter den neuen Erstklässlern. Im Gegensatz zu den meisten Mitschülern freut sich Florian nicht auf die Schule. Er möchte lieber da bleiben, wo er sich wohl gefühlt hat: zu Hause bei seiner Mutter und im Kindergarten. Als Florian mit seiner neuen Klasse aufgerufen wird, läuft er plötzlich weinend zurück zu seiner Mutter. Er geht nur in die Klasse, wenn seine Mutter ihn begleitet. Und auch am nächsten Morgen wirft er sich vor dem Schulgebäude wütend auf den Boden und schreit, er gehe nicht hinein. Es dauert fast einen Monat, bis er sich an die neue Schule gewöhnt hat.

Auf den ersten Blick könnte man denken, Florian habe vor neuen Situationen Angst, die ihm in der Schule begegnen: die neuen Klassenkameraden, der Unterricht, die Lehrerin. Doch in Florians Fall ist es anders. Seine Angst taucht auch in Situationen auf, die mit der Schule nichts zu tun haben. So fürchtet er sich davor, allein zu Hause zu bleiben. Will seine Mutter etwas einkaufen, besteht er darauf, sie zu begleiten. Ist sie hingegen im Haus beschäftigt, hält er sich in ihrer Nähe auf. Nachts träumt er immer wieder, wie er ganz allein in einer großen Stadt umherirrt und seine verloren gegangene Mutter sucht. Seine »Schulangst« hat also nicht direkt mit der Schule zu tun, sondern plagt ihn immer dann, wenn eine Trennung von seiner Mutter zu befürchten ist.

Florian gehört zu den Kindern, die über das natürliche Zeitfenster hinaus unter Trennungsangst leiden. Bei Kleinkindern im Alter von sechs oder acht Monaten bis zu drei Jahren sind Trennungsängste nicht nur normal, sondern ein genetischer Schutzmechanismus. Doch bei entschieden älteren Kindern zählt die starke Angst, die ausbricht, wenn die Trennung von einer wichtigen Bezugsperson (Mutter, Vater, Großeltern, Geschwister) befürchtet wird, zu einer Verhaltensauffälligkeit. Jana hat noch im Alter von zehn Jahren Schwierigkeiten, allein oder mit einem Babysitter zu Hause zu bleiben. Der fünfjährige Paul lässt sich nur von seiner Mutter ins Bett bringen. Versucht der Vater sein Glück, fängt Paul an zu weinen und zu wimmern.

Es gibt jedoch Kinder wie Florian, die sich schon bei Schulbeginn nur mit heftigem Weinen von ihrer Mutter trennen oder sich sogar strikt weigern, in der Schule zu bleiben.

Wenn also Eltern beobachten, dass sich ihr Kind nur unter Weinkrämpfen von ihnen löst, sollten sie nachdenklich werden. Man kann davon ausgehen, dass das Kind zu wenig Selbstständigkeit (und Sicherheit) im Elternhaus gelernt hat, um sich in einer neuen Umgebung zu behaupten. Andererseits konnten die Eltern offensichtlich auch nicht überzeugend vermitteln, dass das Kind keinerlei Angst haben muss, dass die Eltern es im Stich lassen oder gar für immer verlassen werden.

Die Trennungsangst wird aber nicht nur vom Kind erlebt. Auch die Mutter oder eine andere primäre Bezugsperson kann eine ähnliche Symptomatik zeigen. Bei den meisten Kindern verflüchtigt sich die Angst, wenn sie erst einmal in der Schule sind, am Unterricht teilnehmen und vom Unterrichtsstoff hoffentlich gefesselt sind.

> Frau S. befindet auf dem Heimweg, sie macht ein trauriges Gesicht. Mehrfach blickt sie zur Schule zurück, öffnet ihre Handtasche und nimmt ein Taschentuch heraus, um sich – natürlich ganz verstohlen – eine Träne abzuwischen. Vorsichtshalber ruft sie dann sogar noch in der Schule an, um sich zu erkundigen, ob alles gut läuft.

Mütter wie Frau S. sind eher erstaunt und begreifen nicht, dass ihr Kind in der Schule so schnell »die Krise« überwunden hat und sich plötzlich inmitten der anderen Kinder »pudelwohl« fühlt. Solche Szenen vor Beginn der Schule zeigen immer wieder, dass nicht nur das Kind unter den Trennungsängsten leidet, sondern auch die Bezugsperson. Dies bewirkt, dass der Abschied dann jeweils zu einer kleinen Tragödie wird. Bei manchen Kindern kommt die Mutter sogar bis in die Klasse hinein und sitzt dort Tag für Tag. Manchmal hält sie sich auch vor der Klasse auf, strickt oder liest und wartet ebenso wie die Schülerinnen und Schüler auf die Pause.

Es ist völlig in Ordnung, wenn die Mutter das Kind zu Beginn der Schulzeit bis zur Schule begleitet, weil das Kind vielleicht den Schulweg noch als sehr unsicher empfindet. Dann aber ist es normal, wenn sie sich zurückzieht. Man sorgt dafür, dass es mit anderen Kindern geht oder vom Bus abgeholt wird. Hat es damit Schwierigkeiten, belohnt man es täglich mit einem Punkt, wenn es diese Aufgabe meistern kann. Hier empfiehlt es sich, einen kleinen Punkteplan anzulegen (siehe Seite 80 ff.), mit dessen Hilfe das Kind die Trennungssituation trainiert. Für die Mehrheit der Kinder lässt sich das Problem damit lösen. Dabei muss das Kind sich hundertprozentig von den Eltern angenommen fühlen und vollkommen davon überzeugt sein, niemals »verlassen« zu werden – dann wird es seine Trennungsängste verarbeiten. Falls die Eltern ihrem Kind dieses Vertrauen nicht vermitteln können, bleibt bei ihm unter Umständen ein Leben lang eine mehr oder weniger verdrängte Trennungsangst bestehen. Mehrfach haben wir in Beratungsgesprächen festgestellt, dass die Mutter berichtet, als Kind selbst panische Ängste ausgestanden zu haben, wenn ihre Mutter sie allein ließ. Und das mag bei Frau S. auch die tiefere Ursache der Angst und Traurigkeit sein, die sie selbst empfindet, wenn sie ihr Kind in der Schule zurücklässt.

Trennungsangst bis hin zur Verweigerung

Für viele Kinder ergibt sich die Notwendigkeit einer Trennung von ihren Eltern spätestens im Alter von etwa drei Jahren, wenn die Kindergartenzeit vor der Tür steht. Selbstverständlich bedeutet die Auseinandersetzung mit einer ungewohnten Umgebung und mit anderen fremden Menschen grundsätzlich eine aufregende Erfahrung. Man muss sich keine Sorgen machen, wenn Kinder dem ersten Tag im Kindergarten oder dem ersten Tag in der Schule mit gemischten Gefühlen oder mit übermäßig hoher Aufregung entgegenfiebern. Wir kennen diese Ängste auch, wenn wir eine neue Arbeitsstelle antreten oder ein Fest mit vielen Gästen besuchen etc.

Luise fällt es im Alter von vier Jahren schwer, allein im Kindergarten zu bleiben. Anfangs klammert sie sich an das Bein ihrer Mutter, eine Woche später bekommt sie morgens Wutausbrüche, weil sie nicht gehen will. Sie knallt die Türen im Haus zu oder schmeißt mit Gegenständen. Ihre Eltern haben daher alle Türen mit Pappe abgeklebt. Das gleiche Spiel wiederholt sich nach Luises Einschulung. Fast jeden Morgen begleitet die Mutter Luise bis vors Klassenzimmer. Luise ruft immer wieder weinend aus der Schule an und bittet ihre Mutter, sie abzuholen. Anfangs lassen die Lehrkräfte die Telefonate zu, in der Hoffnung, Luise würde sich dadurch beruhigen. Doch sie bemerken schnell, dass genau das Gegenteil eintritt. Hat Luise den Telefonhörer erst einmal in der Hand, ist sie durch nichts mehr außer der Anwesenheit ihrer Mutter zu beruhigen. Luise fehlt immer häufiger ganz in der Schule. Am Morgen verspürt sie starke Übelkeit und hat Bauchschmerzen. Hin und wieder muss sie sich übergeben.

Luises Weigerung, zur Schule zu gehen, wurzelt in der Trennungsangst. Viele Kinder befürchten, während der Trennungsphase könnte etwas Schlimmes passieren. Wenn Luises Mutter ihre Tochter von der Schule abholt und sich verspätet – und sei es nur um eine Minute –, gerät sie in Panik. Sie denkt, ihrer Mutter sei etwas zugestoßen.

In der nachfolgenden Tabelle sind die Symptome von Trennungsangst zusammengetragen. Alle Kinder zeigen hin und wieder eine der in der Tabelle beschriebenen Verhaltensweisen. Das ist normal. Viele Kinder haben zum Beispiel gelegentlich Albträume, in einer Großstadt verloren zu gehen, oder Angst, ein Familienmitglied zu verlieren. Von Trennungsangst spricht man jedoch erst, wenn innerhalb von vier Wochen mindestens drei der acht aufgelisteten Verhaltensweisen auftreten.

Anzeichen von Trennungsangst

Mindestens drei der folgenden Punkte müssen für mindestes vier Wochen zu beobachten sein:

- Deutliche Stresssymptome, wenn das Kind von seinem Zuhause oder einer Hauptbezugsperson (z. B. Mutter oder Vater) getrennt werden soll.
- Andauernde und deutliche Sorgen, dass eine der Hauptbezugspersonen verloren gehen oder zu Schaden kommen könnte.
- Andauernde und deutliche Sorgen, dass ein plötzliches Ereignis zur Trennung von einer Hauptbezugsperson führen könnte (z. B. Kidnapping, Verlorengehen, Unfall, Tod).
- Andauernder Widerwille oder Widerstand, zur Schule oder an einen anderen Ort zu gehen, der das Kind von seiner Bezugsperson trennt.
- Andauernde und deutliche Angst bzw. Widerwille, allein oder ohne die Hauptbezugsperson zu Hause oder irgendwo anders zu bleiben.
- Andauernder Widerwille oder Weigerung, ohne eine Hauptbezugsperson in der Nähe schlafen zu gehen oder woanders zu schlafen.
- Wiederholte Albträume, die das Thema Trennung haben (vor allem im Alter zwischen 5 und 8 Jahren).
- Wiederholte körperliche Beschwerden wie Bauchschmerzen, Kopfschmerzen, Übelkeit oder Durchfall, wenn die Trennung von einer Hauptbezugsperson bevorsteht.

Da drei der acht Symptome ausreichen, um von Trennungsangst zu sprechen, kann sie bei unterschiedlichen Kindern jeweils etwas anders zutage treten. Einige Kinder mit Trennungsängsten gehen zum Beispiel zur Schule und nehmen regulär am Unterricht teil, wenngleich zu Hause allmorgendlich ein Kampf um den Gang zur Schule ausbricht.

Die Eltern des zwölfjährigen Joshua machen sich beispielsweise Sorgen, weil ihr Sohn immer mehr Freundschaften und Hobbys aufgibt. Er war zwar bereits als Kleinkind eher zurückhaltend, doch seit einiger Zeit geht er noch seltener als bisher zu Freunden, um mit ihnen zu spielen. Ebenso vernachlässigt er seinen Sport, das Bogenschießen, und den Gitarrenunterricht. Nachts wacht er hin und wieder schweißgebadet auf, kommt ins Schlafzimmer der Eltern und verlangt, mit in ihrem Bett zu schlafen. Morgens ist er dann nur schwer aus dem Bett zu bekommen. Er trödelt und klagt, keine Lust auf die Schule zu haben – ob er nicht zu Hause bleiben könne. Wenn es nach ihm ginge, würde er jeden Tag zu Hause verbringen. Doch mit viel Energie zwingen Joshuas Eltern ihn dennoch jeden Morgen aus dem Haus. Wenn er erst einmal in der Schule ist, macht ihm der Unterricht sogar Spaß. Für alle anderen sieht es daher so aus, als besuche er die Schule gern.

Ganz anders ist es bei Torben (14 Jahre), der den Schulbesuch bereits seit einem Monat verweigert.

Torben lebt mit seinen Eltern und zwei Geschwistern auf dem Land. Immer wieder fehlt er in der Schule – erst an vereinzelten Tagen, schließlich dauerhaft. Jeden Morgen wird er von starken Übelkeitsanfällen geplagt. Als ihn sein Vater dennoch in die Schule fahren möchte, übergibt er sich auf dem Beifahrersitz. Torben entwickelt in den nächsten Tagen eine starke Angst, in der Öffentlichkeit zu erbrechen und ist von seinen Eltern nicht mehr in die Schule zu bewegen.

Das Kommen und Gehen der Trennungsangst

Meistens sind Kinder mit Trennungsangst bereits als Kleinkinder eher schüchtern und zurückhaltend. Die ersten Probleme treten auf, wenn das Kind den Kindergarten besuchen soll. Hat es sich erst einmal an die neue Umgebung gewöhnt, geht die Trennungsangst bei der Mehrzahl der Kinder wieder zurück. Bei der Einschulung kommt es dann erneut zu Problemen, ebenso bei Schulwechseln. Trennungsangst tritt daher häufig in Phasen auf. Diese können unterschiedlich lang sein und unterschiedlich schnell aufeinander folgen.

Ein plötzlicher Schub wird meist durch besondere Umstände hervorgerufen. Er folgt vor allem nach stressvollen Phasen: Einschulung, Klassen- oder Schulwechsel, schwere Erkrankung einer vertrauten Person, gravierende Probleme in der Familie, auch ein Umzug oder der Beginn der Pubertät und die damit einhergehenden neuen Anforderungen sind Lebensabschnitte, die Stress und Trennungsangst auslösen können. Wenn das Kind einen längeren Zeitraum intensiv mit seiner engsten Bezugsperson verbracht hat, wird ein erneutes Auftreten von Trennungsangst sogar noch wahrscheinlicher. Dazu gehören zum Beispiel auch Schulferien, in denen die Familie viel Zeit mit- und füreinander hatte.

Luise zum Beispiel zeigt wieder extreme Trennungsangst, nachdem die Familie von einem Zelturlaub nach Hause zurückgekehrt ist. Luise hatte während des Urlaubs Angst, allein ist in ihrer Zeltkammer zu schlafen. Die gesamten drei Wochen durfte sie daher zwischen ihren Eltern liegen. Wieder zu Hause, hat Luise erneut große Probleme, allein einzuschlafen, aber auch tagsüber ist sie sehr anhänglich.

Trennungsangst lässt sich relativ gut und nicht selten erstaunlich schnell beheben. Dennoch sollten Eltern auf einen neuen Schub von Trennungsangst gefasst sein.

Eine schlechtere Prognose hingegen haben trennungsängstliche Jugendliche, denn hinter ihrer Angst stehen häufig schwerwiegendere Probleme. Hier ist es notwendig, möglichst schnell professionelle Hilfe in Anspruch zu nehmen (Kinder- und Jugendpsychologen).

Schwarzseher und Schüchterne

Es gibt aber noch zwei andere Gruppen von Kindern, die ebenfalls aufgrund ihrer Angst häufiger in der Schule fehlen. Zum einen handelt es sich um Kinder und Jugendliche mit einer generalisierten Angststörung. Sie sind die typischen Schwarzseher. Immer wieder fragen sie ihre Eltern: »Aber was ist, wenn …?« Die andere Gruppe bilden die sozial Ängstlichen. Sie wirken schüchtern und zurückhaltend und scheuen soziale Kontakte.

Generalisierte Angststörung

Lisa (13 Jahre) verreist auch dieses Jahr zusammen mit ihren Eltern. Im letzten Urlaub hatte die Familie einen Flug gebucht. Bereits vor dem Abflug war Lisa sehr aufgeregt und fragte ihre Eltern immer wieder, ob ein Absturz möglich sei. Beim Start des Flugzeugs war sie nur schwer zu beruhigen und zitterte die ganze Zeit. Deshalb entschieden die Eltern, dieses Jahr mit dem Zug zu reisen. Doch auch das ist nicht besser: Jetzt hat Lisa Angst, dass der Zug entgleisen könnte. Sie sitzt ganz dicht bei ihrer Mutter und schaut pausenlos sorgenvoll aus dem Fenster. Die Fahrt dauert acht Stunden. Schließlich kommt die Familie am Urlaubsort an – wieder mit blanken Nerven. Für Lisa sind solche Sorgen typisch: Sie fragt sich oft, was passieren würde, wenn ihren Eltern etwas zustieße, ihr Vater seine Arbeit verlöre oder was bei der anstehenden Schulaufführung alles schief gehen könnte. Lisas Eltern wissen schon gar nicht mehr, wie sie auf alle »Was wäre aber, wenn …«-Fragen antworten sollen.

Lisas Verhalten ist typisch für Kinder mit einer generalisierten Angststörung. Sie neigen dazu, sich über viele Lebensbereiche zu sorgen. Neuen Situationen begegnen sie ungern. Oft sehen sie die Welt oder das Leben naher Bezugspersonen gefährdet, was ihnen dann große Sorgen bereitet. Natürlich haben auch andere Kinder und Jugendliche viele Befürchtungen, doch ist dies anders bei Kindern mit einer generalisierten Angststörung. Deren Befürchtungen sind häufiger, intensiver, betreffen mehrere Lebensbereiche und werden von den Kindern häufig als unkontrollierbar erlebt. Kinder mit einer generalisierten Angststörung machen sich über fast alles Sorgen: über mögliche Unfälle, Familienangelegenheiten, richtige Kleidung, ein Treffen mit Freunden, das Wetter … Sie ängstigen sich um die eigene Gesundheit und die ihrer Bezugspersonen, um mögliche Einbrüche, die eigene Schulleistung und viele andere Dinge. Sie reagieren auf die Befürchtungen, indem sie immer wieder Fragen stellen und Rückversicherung suchen. Lisa zum Beispiel fragt ihre Mutter jeden Morgen, ob sie mit den ausgewählten Anziehsachen in die Schule gehen könne.

Die betroffenen Kinder und Jugendlichen neigen oft zum Perfektionismus. Das ist ihre Methode, das Eintreffen ihrer Befürchtungen zu verhindern. Aufgrund ihrer vielen Sorgen sind sie sehr gestresst.

Typische Anzeichen einer generalisierten Angststörung

- unrealistische Sorgen über viele alltägliche Dinge,
- unkontrollierbare Befürchtungen,
- Irritierbarkeit, Angespanntheit, Übelkeit, Schmerzen, Konzentrationsprobleme,
- Perfektionismus,
- häufige Rückversicherung und Suche nach Bestätigung,
- deutliche Beeinträchtigung alltäglicher Aktivitäten.

Kinder mit einer generalisierten Angststörung fehlen nicht so häufig in der Schule. Dennoch gibt es immer wieder Tage, an denen sie sich weigern, zur Schule zu gehen.

Frederik bleibt im Bett liegen, wenn er sich für den Tag nicht genügend vorbereitet fühlt. Er fürchtet, keine guten Leistungen zu zeigen.
Lisa fehlt häufig in der Schule, wenn sie ihre Hausaufgaben vergessen hat oder damit nicht fertig geworden ist.

Kinder mit einer generalisierten Angststörung verweigern den Schulbesuch, wenn sie sich um ihre Schulleistungen Sorgen machen. Sonst wollen sie unbedingt pünktlich in der Schule erscheinen, weil sie auch sehr befürchten, wichtige Stunden zu verpassen oder den Lehrer zu verärgern.

Je länger eine solche Angststörung anhält, desto schwieriger wird es, sie in den Griff zu bekommen. Der erste Schritt dabei ist, nicht auf alle Befürchtungen zu reagieren. Fragt Florian seine Mutter zum fünften Mal: »Kommt Papa wirklich von seiner Dienstreise gesund wieder zurück?«, antwortet sie ruhig: »Überlege noch einmal, was ich dir gerade gesagt habe.« Mehr nicht! Außerdem spielt die Stärkung des Selbstvertrauens hier natürlich eine große Rolle (siehe S. 66 ff.).

Soziale Ängstlichkeit

Mit tief ins Gesicht gezogener Schirmmütze steht Mark (14 Jahre) auf dem Schulhof. Wie in den meisten Pausen schaut er den anderen beim Tischtennisspielen zu. Anfangs haben sie ihn noch gefragt, ob er mitspielen will. Doch weil er jedes Mal ablehnt, fragt ihn niemand mehr. Wie immer beneidet er die anderen, wie sie zusammen spielen. Keiner scheint – wie er – zu befürchten, den Ball nicht zu treffen und sich furchtbar zu blamieren. Auch im Unterricht hält Mark sich zurück. Schließlich könnte seine Antwort völlig falsch und dumm sein, und alle würden ihn auslachen.

Mark hat soziale Ängste. Man nennt sie soziale Ängste, weil sie sich direkt auf andere Menschen beziehen. Dabei steht die Furcht vor der negativen Bewertung durch andere im Vordergrund. Sozial ängstliche Kinder und Jugendliche haben oft große Angst, etwas »Peinliches oder Beschämendes« zu tun, und befürchten, in den Augen anderer lächerlich zu erscheinen. Sie empfinden daher fast alle Situationen, in denen andere sich ein Urteil über sie bilden könnten, als unangenehm. Das kann ganz unterschiedliche, oft banale Situationen und Befürchtungen betreffen:

- Sich-Melden im Unterricht (»Ich könnte etwas Falsches oder Lächerliches sagen. Alle halten mich dann für blöd.«),
- vor anderen Leistung zeigen (z. B. an die Tafel schreiben, vorsingen, ein Referat halten, etwas vorlesen, ...),
- essen vor anderen (»Etwas könnte von meiner Gabel fallen oder mein Mund könnte verschmiert sein.«),
- über einen fast leeren Schulhof gehen (»Ich könnte stolpern«, »Das Gehen könnte irgendwie lächerlich aussehen oder ich habe nicht die richtige Kleidung an« ...),
- im Restaurant eine Bestellung aufgeben (»Der Ober könnte mich nicht verstehen und alle würden mich anschauen.«),
- ein Gespräch anfangen (»Ich könnte etwas total Dummes sagen. Der andere könnte merken, dass ich überhaupt gar keine Ahnung habe!«),

- eine Liebesbeziehung eingehen (»Der/die Auserwählte mag mich bestimmt nicht. Er/sie wird ganz viele Fehler an mir entdecken und die Beziehung sofort wieder beenden.«).

Soziale Ängstlichkeit muss sich nicht unbedingt auf alle oben genannten Situationen beziehen. Manche der betroffenen Kinder und Jugendlichen zeigen lediglich in ausgewählten Situationen Angst.

> Markus (11 Jahre) hat keine größeren Probleme, sich im Unterricht zu melden. Wenn er aber von sich aus mit anderen Kindern ein Gespräch anfangen soll, wird seine Stimme ganz zittrig und an seinem Hals entstehen rote Flecken. Plötzlich fällt ihm nichts mehr ein, was er sagen könnte. In Gespräche von Klassenkameraden klinkt sich Markus nur ein, wenn er sich in der Gesprächsthematik ganz sicher fühlt. Markus hat eine spezifische soziale Ängstlichkeit. Er befürchtet, bei Gesprächen mit anderen etwas Lächerliches zu sagen.

Manchmal sind sich Eltern unsicher, ob ihre Kinder vom Temperament her zurückhaltend und still sind oder ob Ängste hinter ihrem Verhalten stecken. Der neunjährige Jannis spielt zum Beispiel gern für sich allein. Den ganzen Nachmittag kann er mit einem Bausatz verbringen. Schon als kleines Kind begnügte er sich mit seiner eigenen Gesellschaft. Auch der zehnjährige Lukas spielt viel allein. Nur selten lädt er einen Freund zu sich nach Hause ein. Während Jannis von seinem Temperament her zu den ruhigeren Kindern zählt, zieht sich Lukas aufgrund seiner Ängste zurück. Wie aber können die Eltern von Jannis und Lukas Temperament von Angst unterscheiden? Tatsächlich muss man manchmal sehr genau hinschauen. Jannis zeigt im Kontakt mit anderen Kindern keine großen Probleme. Er geht gern auf Geburtstagsfeiern, meldet sich hin und wieder im Unterricht und kommt mit anderen im Großen und Ganzen gut aus. Lukas dagegen wirkt nervös, wenn er in einer Gruppe von Gleichaltrigen ist. Er sagt nicht viel und versucht, sich eher im Hintergrund zu halten. Er klagt häufig über Kopfschmerzen und Übelkeit und fehlt dann auf Geburtstagsfeiern oder bei Klassenausflügen.

Gerade jüngere Kinder können ihre Ängste meist schwer beschreiben. Sie fallen eher durch Kopf- oder Bauchschmerzen, Übelkeit oder Ähnliches auf. In einer Gruppe von Menschen halten sie sich abseits und versuchen, soziale Situationen zu meiden. Immer wieder bekommen Eltern zu hören, dass sich dieses Verhalten mit der Zeit auswächst. Leider trifft dies für viele sozial ängstliche Kinder nicht zu.

Denken wir noch einmal an Mark zurück, über den wir oben berichtet haben. Mark steht beim Tischtennisspielen immer nur abseits, meldet sich im Unterricht wenig und kommt mit anderen Kindern nur schwer in Kontakt. Seine Klassenkameraden haben sich mittlerweile an Marks Verhalten gewöhnt und laden ihn seltener zu sich nach Hause ein. Mark hat daher zunehmend weniger Gelegenheiten, sich in der Gruppe der Gleichaltrigen auszuprobieren, und seine Unsicherheit wächst. Um Kinder und Jugendliche mit starken Ängsten in ihrer Entwicklung zu unterstützen, sollte man solche Teufelskreise möglichst früh unterbrechen. Einige der in diesem Buch vorgestellten Methoden sind sehr gut geeignet, sozial ängstliche Kinder zu unterstützen.

Die Angst und ihre Komparsen

Nächtliches Einnässen

Bei einigen schulängstlichen Kindern kommt es vor, dass sie sich nachts einnässen. Dies kann passieren, obwohl sie schon seit Jahren gelernt haben, zum richtigen Zeitpunkt zur Toilette zu gehen. Eltern sind darüber meist entsetzt. Besonders schlimm ist es aber für das Kind selbst. Es ist nicht nur peinlich, sondern macht jede Klassenfahrt oder jede Übernachtung bei Freunden unmöglich oder zur Tortur. Bei den meisten legt sich das Einnässen nach einiger Zeit aber wieder, vor allem, wenn die Ängste abnehmen. Mit einigen Tricks kann man dem Kind helfen, aus der unangenehmen Situation schneller herauszukommen.

Hilfen bei Einnässen

- Schränken Sie den Trinkkonsum vor dem Schlafengehen ein.
- Schicken Sie Ihr Kind vor dem Schlafengehen noch einmal auf die Toilette.
- Wecken Sie Ihr Kind früh am Morgen auf und schicken es noch einmal auf die Toilette.
- Loben Sie es, wenn das Bett tocken bleibt.
- Üben Sie keinen Druck aus, wenn es schief läuft. Lassen Sie das Kind dann aber selbst das Bettzeug wechseln.

Bei einigen Kindern reicht bereits ein einfacher Trick, um sie wieder an die Toilettengänge zu gewöhnen. Um die Methode einzuleiten, erzählt man – vor allem jüngeren Kindern – folgende kleine Geschichte:

> Jeder von uns hat ein kleines Murmeltier in sich. Nicht wirklich – aber in der Fantasie. Abends, wenn wir müde werden,
> wacht unser Murmeltier gerade auf. Es ist nicht groß. Eigentlich ist es ein ziemlich kleines Murmeltier. Es hat eine wichtige Aufgabe.
> Wenn wir schlafen, wacht es über uns. Es schlägt Alarm, wenn wir nachts ganz dringend auf die Toilette müssen. Dann rennt das Murmeltier so schnell wie seine kleinen Beinchen es tragen können in unseren Kopf und ruft mit lauter Stimme: »Aufwachen! Aufwachen! Jetzt aber schnell los und ab zur Toilette!« Leider kommt es vor, dass das Murmeltier seine Aufgabe nicht richtig erfüllt.
> Das meint es gar nicht böse. Es kommt eben manchmal ein wenig durcheinander.
> Ich kannte einmal einen kleinen Jungen, bei dem das der Fall war. Der kleine Junge sollte im Schwimmunterricht von einem Drei-Meter-Turm springen. Doch davor hatte er enorme Angst. Als er oben auf dem Turm stand, guckten alle anderen Kinder seiner Klasse zu ihm rauf. Das war ihm furchtbar unangenehm. Er hat sich einfach nicht getraut zu springen und musste vor den Augen aller anderen wieder hinunterklettern. Kannst du dir

vorstellen, wie er sich gefühlt hat? Alle Jungen der Klasse haben ihn deshalb ausgelacht, manche Mädchen auch. Eine ganze Woche lang haben sie ihn deshalb aufgezogen. Das hat ihn sehr aufgeregt und das Murmeltier total aus seinem Rhythmus gebracht. Immer wenn der kleine Junge ausgelacht wurde, ist das Murmeltier aufgewacht. Es hat gerufen: »Alarm, Alarm ...« Natürlich war es deshalb abends furchtbar müde und ist immer wieder eingenickt, wenn es aufpassen sollte, dass der kleine Junge nachts auf die Toilette geht. Selbst als die Sache mit dem Drei-Meter-Turm längst vergessen war, konnte das Murmeltier sich nicht so richtig an seinen alten Rhythmus gewöhnen. Immer wieder schlief es nachts ein, und der kleine Junge kam nicht rechtzeitig zur Toilette.
Die Mutter des kleinen Jungen kannte sich aber mit Murmeltieren gut aus. Sie wusste, dass man das Murmeltier in solchen Fällen an seine Aufgabe erinnern muss. Also nahm sie ein Blatt und malte darauf genau solch ein Murmeltier. Jeden Morgen musste der kleine Junge nun auf dem Blatt eintragen,

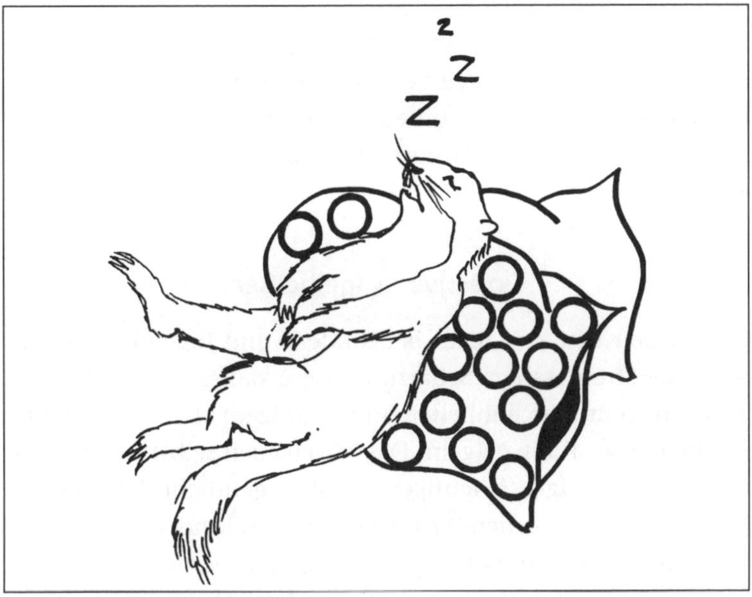

Abb. 1: Verstärkerplan zum Training einnässender Kinder (Murmeltier)

ob das Murmeltier aufgepasst hat oder nicht. Und siehe da – es klappte!

Auf diese Weise übt man auf das Kind beim Ansprechen des Einnässens keinen Druck aus. Denn die Verantwortung für die nächtlichen Malheurs wird an das Murmeltier abgegeben. Das Kind muss nur noch kontrollieren, ob das Murmeltier auch richtig aufgepasst hat.

- Lassen Sie es jeden Morgen ein lachendes oder trauriges Gesicht in einen der Kreise auf das Murmeltier-Bild (S. 41) malen.
- Loben Sie Ihr Kind für jedes lachende Gesicht. Auch eine heiße Schokolade zum Frühstück kommt als Belohnung in Frage – vielleicht sogar mit einer Portion Schlagsahne. Oder abends eine halbe Stunde länger fernsehen.

Sollte sich durch diese Methode keine Verbesserung einstellen, können Sie sich von Ihrem Arzt eine Klingelmatte verschreiben lassen. Dieser »Weckapparat« wird auf die Matratze gelegt und klingelt, sobald das Kind einnässt. Auf diese Art lernt Ihr Kind, wieder rechtzeitig aufzuwachen.

Bei einigen Kindern führt auch eine Klingelmatte nicht zum erwünschten Erfolg. Oft gibt es für das Einnässen dann tiefere Ursachen. In diesem Fall sollten die Eltern einen Kinder- und Jugendpsychotherapeuten aufsuchen, um die nötige Behandlung abzustimmen.

Exzessives Nägelbeißen

Nägelkauen tritt vor allem bei Kindern und Jugendlichen auf, die unter Stress stehen. Schätzungsweise kauen etwa 30 Prozent aller Kinder und Jugendlichen und 10 Prozent aller Erwachsenen regelmäßig an ihren Nägeln. Das Nägelkauen selbst ist zunächst einmal zweitrangig. Wichtiger ist, die eigentliche Ursache des Nägelkauens anzugehen. Erst wenn sich das Kind verletzt, wenn die Nägel also bis auf das Nagelbett abgekaut werden, sodass vielleicht sogar Entzündungen entstehen oder die Fingerkuppe blutig ist, muss man sich Sorgen machen.

Man kann dem Kind das Nagelkauen nicht durch Schimpfen oder sonstigen Druck abgewöhnen. Dadurch erreicht man nur das Gegenteil. Manchmal kaufen Eltern eine übel schmeckende Tinktur, die auf den Nagel aufgetragen wird. Der Erfolg ist jedoch nicht gesichert. Im schlimmsten Fall hört das Kind zwar mit dem Nägelkauen auf, sucht sich aber einen anderen Weg, seine Anspannung zu bewältigen – es fängt zum Beispiel an, exzessiv in der Nase zu bohren. Tinkturen helfen nur, wenn das Kind selbst fest entschlossen ist, mit dem Nägelkauen aufzuhören. Dann nämlich hat der bittere Geschmack der Tinktur eine Erinnerungswirkung: »Stopp, ich wollte ja nicht mehr kauen!«

Anstatt zu schelten, lobt man bei jeder kleinen Verbesserung. Um nicht zu viel Druck aufzubauen, wird das Nägelkauen ignoriert – gelobt wird Nicht-Kauen. Da das Nägelkauen häufig bei Anspannung und Stress auftritt, helfen hier auch Entspannungsverfahren und -geschichten (siehe S. 158 ff., 180 ff.).

Tics

Tics sind ungewollte und unkontrollierte, sich wiederholende Bewegungen oder Laute, die plötzlich und schnell auftreten. Das Kind oder der Jugendliche kann sie nur für eine kurze Zeit unterdrücken. Häufige Tics sind ein übertriebenes Zwinkern, ein Zucken am Mund oder das Fingern mit der Hand an Mund oder Nase. Zu möglichen Lauten zählt das Glucksen, Schniefen oder das übertriebene Schlucken. Tics treten bei etwa 25 Prozent aller Schulkinder zumindest über einen kurzen Zeitraum auf. Sie verschwinden nach kurzer Zeit einfach wieder, ohne dass man ihnen Beachtung schenken muss. Nur bei einer kleinen Gruppe von Kindern bleiben die Tics länger bestehen.

Einige Kinder und Jugendliche schaffen es, ihre Tics während der Schule fast vollständig zu unterdrücken. Dafür treten sie dann am Nachmittag zu Hause verstärkt auf. Vor allem bei Aktivitäten, in denen die Aufmerksamkeit auf einen Bildschirm zentriert oder das Erregungsniveau erhöht ist – also beim Fernsehen und Spielen am Computer –, beobachten viele Eltern bei ihren Kindern Tics.

Die Aufforderung, die Tics doch einfach sein zu lassen, nützt überhaupt nichts. Das ist genauso schwierig wie ein plötzlich aufkommendes Niesen zu unterdrücken. Vor allem aber setzen Aufforderungen ein Kind unter Druck, und Tics können dadurch sogar verstärkt werden. Zunächst versucht man, mit dem Kind in einer ruhigen Minute darüber zu sprechen. Von Zeit zu Zeit fragt man nach, ob es meint, die Tics würden es irgendwie einschränken: ob es deshalb zum Beispiel Probleme in der Schule habe oder wie es sich selbst damit fühlt. Man sorgt für genügend Schlaf und unterstützt sportliche Betätigung und jegliche Aktivitäten, die Spaß machen. Auch hier helfen Entspannungsübungen, Tics zu reduzieren. Professionelle Hilfe sucht man auf, wenn die Tics länger als ein Jahr anhalten und mehrere Tics gleichzeitig auftreten.

Je besser wir einen Menschen verstehen,
desto besser verstehen wir auch,
dass wir ihn nie ganz verstehen werden.

(E. FERSTL)

Ursachen von Angststörungen

Nach Abschluss eines Elterntrainings bleibt ein Ehepaar noch länger im Raum. Nervös warten beide in einer Ecke. Sie scheinen etwas auf dem Herzen zu haben. Nachdem alle anderen gegangen sind, kommen sie auf uns zu. Ihre Frage trifft uns überraschend, weil sie ohne Vorankündigung und sehr direkt gestellt wird: »Sie haben unser Kind doch nun kennen gelernt. Sagen Sie uns, haben wir etwas falsch gemacht?« Beide Elternteile sind sehr in Sorge. Immer wieder diskutierten sie die Entwicklung ihres Kindes. An welcher Stelle mag alles angefangen haben? Wie waren sie selbst als Kind und wie waren die Eltern und andere Verwandte? Spielt Vererbung eine wesentliche Rolle? Welche Fehler wurden in der Erziehung gemacht?

Solche Fragen gehen den meisten Eltern durch den Kopf.

Bei aller Suche nach möglichen Ursachen sollte nie vergessen werden, dass es nicht um Schuldzuweisungen, Selbstvorwürfe oder Ähnliches gehen darf. Das wird dem Kind oder dem Jugendlichen wenig nützen. Wichtiger ist es, Lösungen zu finden. In der Regel kommt auch nicht eine einzelne Ursache für die Ängstlichkeit eines Menschen in Frage. Häufig trifft vieles gleichzeitig zusammen und bewirkt letztendlich, dass ein Kind so wird, wie es ist. Wenn zwei Kinder unter der Angst leiden, von ihren Müttern getrennt zu werden, kommen ganz unterschiedliche Ursachen für ihre Ängste in Frage. Es können auch zwei Kinder dasselbe traumatische Erlebnis durchlitten haben und ganz unterschiedlich darauf reagieren. Lisa und Nele wohnten zum Beispiel in einem Reihenhaus nebeneinander. Beide mussten miterleben, wie ein Brand ihr ganzes Zuhause zerstörte. Während Lisa gut damit zurechtzukommen schien, entwickelte Nele eine ausgeprägte Angst vor Feuer. In der Folge hatte sie immer wieder Probleme, längere Zeit ihr zu Hause zu verlassen, aus Angst, ein neuer Brand könnte in der Zwischenzeit ihr Heim zerstören.

Trotz der Unterschiedlichkeit der Ursachen von Angststörungen lohnt es sich zu wissen, was die Angst bei einem Kind verstärkt und was es für Hintergründe gibt. Es hilft, das Kind zu verstehen und schließlich einen anderen Weg einzuschlagen.

Der Einfluss unserer Gene

Die genetische Programmierung kann bestimmte Ängste in der Entwicklung eines Kindes mitbestimmen. Einige Ängste, die ganz natürlich bei allen Menschen auftreten, sind daher in unserem Erbgut sozusagen fest eingeplant. So entwickeln zum Beispiel alle Kinder im Alter von etwa zwei Jahren vorübergehende Trennungsängste.

Leider haben Gene auch Einfluss auf die Entwicklung einer ausgeprägten Ängstlichkeit. So findet man bei Kindern und Jugendlichen, die unter einer Angststörung leiden, nicht selten in der nächsten Verwandtschaft Personen mit Ängsten. Bei Eltern und Geschwistern macht dies etwa ein Drittel aus. Das müssen nicht immer die gleichen Ängste sein. Paul zum Beispiel leidet bei der kleinsten Sache an Lampenfieber. Dinge wie Theaterspielen und Sprechen vor anderen bereiten ihm große Probleme. Sein Vater dagegen hat Angst vor kleinen Räumen. Er setzt sich immer in die Nähe der Tür, meidet den Fahrstuhl und hasst Umkleidekabinen. Die Veranlagung zu einer besonderen Ängstlichkeit kann daher von Generation zu Generation weitergetragen werden. Das muss aber nicht zwangsläufig der Fall sein. Außerdem kann zwar eine Veranlagung vorliegen, aber besonders günstige Lebensumstände führen dazu, dass sich keine ausgeprägte Angst entwickelt. Natürlich gibt es auch Umstände, die eine hohe Ängstlichkeit fördern.

Kritische Lebensereignisse

Als kritische Lebensereignisse werden Erlebnisse bezeichnet, die bei einem Kind oder Jugendlichen besonders viel Stress ausgelöst haben. Man kann sie in zwei Kategorien einteilen.

Zum einen umfassen sie Erlebnisse, bei denen es um einen Verlust oder Schädigung einer nahe stehenden Person oder auch eines Tieres geht. Dies kann zum Beispiel der Tod eines Elternteils, eines Hundes oder Ähnliches sein. Die anderen Situationen betreffen vor allem Erlebnisse, die mit einer starken Veränderung im Leben eines Kindes einhergehen. Darunter fallen Ereignisse wie ein Umzug, ein Schulwechsel, eine Scheidung, die Geburt eines Geschwisterkindes und Ähnliches. Auch Ereignisse, die ein Erwachsener nicht sofort als Ursache erkennt, können Grund für eine höhere Ängstlichkeit beim Kind sein.

Kritische Lebensereignisse

- Tod einer nahe stehenden Person oder eines Tieres,
- Unfall oder Erkrankung einer nahe stehenden oder der eigenen Person,
- Schul- oder Klassenwechsel,
- Umzug,
- Scheidung der Eltern,
- Geschwister verlassen das Zuhause,
- Veränderung im Job der Eltern (geringere Erreichbarkeit),
- Geburt eines Geschwisterkindes,
- traumatische Erlebnisse (Überfall, Verkehrsunfall ...).

In der Regel lassen sich kritische Lebensereignisse nicht verhindern. Ein Unfall oder der plötzliche Tod eines Angehörigen ereilen uns unerwartet. Andere Ereignisse, wie der Umzug in einen anderen Stadtteil, lassen sich dagegen manchmal zeitlich mit einem ohnehin anstehenden Schulwechsel abstimmen.

Bei allen stressvollen Lebensereignissen orientiert sich das Kind am Erwachsenen als Modell. Lebt man ihm vor, dass der Tod zum Lebenszyklus gehört, oder verschließt man sich selbst völlig und meidet alle Kontakte? Ist man in der Phase des Umzugs und danach selbst stark gestresst und reizbar, oder schafft man hin und wieder »Ruheinseln«, in denen man für die Sorgen des Kindes, seine Erlebnisse und Beobachtungen offen ist?

Der Einfluss der Umwelt

Viele Ängste können durch die direkte Umwelt beeinflusst werden. Umwelt bedeutet dabei, wie ein Kind oder Jugendlicher aufwächst, wie sich seine Familienmitglieder, Freunde oder Lehrer verhalten und welche Erfahrungen von ihm gemacht werden. Zum Beispiel wird ein Kind, das in seiner Familie mit einem Hund aufwächst, wahrscheinlich keine Angst vor Hunden entwickeln. Es hat jahrelang mit seinem Hund zusammengelebt. Sie haben zusammen gespielt. Es hat den Hund täglich gestreichelt und sich vielleicht sogar sein Eis mit ihm geteilt. Das Kind hat also mit dem eigenen Hund immer wieder die Erfahrung machen können, dass Hunde nicht gefährlich sind. Genauso bewirken aber bestimmte Erfahrungen natürlich auch das Gegenteil.

Anton wächst bei Eltern auf, die ihn über alles lieben. Sie wollen ihn vor jeglicher Gefahr beschützen. So achten sie sorgfältig darauf, dass es ihm an nichts fehlt. Noch mit fünfzehn Jahren gibt es keinen einzigen Nachmittag oder Abend, an dem er allein zu Hause ist. Immer befürchten seine Eltern, dass ihm etwas zustoßen könnte, was ihre Hilfe erfordert. Anton hat sich mittlerweile daran gewöhnt, dass sich seine Eltern immer in seiner Nähe befinden. In den Sommerferien wollen seine Freunde mit ihm einen Wochenendausflug auf einen Campingplatz machen. Auch wenn der Campingplatz nur eine Stunde mit dem Rad entfernt ist, kann Anton sich nicht überwinden mitzufahren. Auf der einen Seite will er dieses Abenteuer mit seinen Freunden sehr gern erleben. Auf der anderen Seite aber fürchtet er sich davor, was alles passieren könnte.

Antons Eltern haben es mit ihm nur gut gemeint. Sie haben sehr viel Aufwand und Energie investiert, damit ihr Kind sicher und behütet aufwächst, und doch hat eines gefehlt: die Möglichkeit für Anton, seine eigenen kleinen Abenteuer zu bestehen. Für Anton wurde eine Umwelt geschaffen, die nur wenige Erfahrungen zuließ, Eigenständigkeit zu erleben, auszuprobieren und zu lernen.

Ängstliches Verhalten wird verstärkt

Auf der Straße steht ein großer brauner Hund neben seinem Herrchen. Wachsam beobachtet er, wie der sechsjährige Tom mit seiner Mutter näher kommt. Tom läuft zielstrebig auf den Hund zu. Er möchte den Hund am liebsten gleich anfassen und streicheln. Erschrocken ruft Toms Mutter ihren Sohn zurück. »Gut, dass du gleich zurückgekommen bist«, sagt sie. »Bei Hunden muss man ganz vorsichtig sein. Es gibt viele gefährliche Hunde, die schnell beißen können!« Als die beiden etwas später einen anderen Hund treffen, rennt Tom nicht auf ihn zu. Dieses Mal geht er ganz dicht an der Seite seiner Mutter. »Prima Tom, jetzt passt du gut auf. Du weißt ja, Hunde können sehr gefährlich sein.« Es dauert nicht lange, bis Tom gelernt hat, sich ängstlich an das Bein seiner Mutter zu klammern, wenn er einen Hund sieht.

Eltern oder andere Erwachsene können Ängste auf Kinder übertragen, selbst wenn sie es gar nicht wollen. Eine der direktesten Formen ist die Bekräftigung von ängstlichem Verhalten. Tom wurde gelobt, wenn er Hunden aus dem Weg ging oder sich ängstlich an seine Mutter klammerte. Tatsächlich waren Hunde seiner Mutter ebenfalls nicht ganz geheuer.

Auch vorhandene Ängste können durch Lernen gefestigt werden. Wenn ein zappeliges Kind ganz besonders viel Unsinn macht, wird vermutlich ein Erwachsener mit ihm schimpfen. Dies mag nicht die angenehmste Art von Aufmerksamkeit sein, aber immerhin ist es eine. Man denke an die Rolling Stones, die ab und zu ein Hotelzimmer zertrümmerten und so im Gespräch blieben. Auch schüchterne Kinder merken, dass man sich mehr um sie kümmert, wenn sie sich besonders ängstlich zeigen. Die Zuwendung der Eltern ist angenehm und sie scheint auch gleichzeitig zu beweisen, dass tatsächlich Anlass zum Angsthaben besteht.

Was sollte man also tun, um ein unerwünschtes Verhalten eines Kindes nicht zu verstärken? Bei unruhigen Kindern ist die Regel einfach: Erwünschtem Verhalten schenkt man Aufmerksamkeit durch Lob, unerwünschtes Verhalten wird ignoriert. Bei schüchternen Kindern ist es etwas schwieriger; schließlich sagt unser Gefühl, dass wir jemandem Zuwendung und Sicherheit bieten sollten, wenn er Angst hat. In richtigen Maßen trifft dies auch voll und ganz zu. Kinder benötigen den Rückhalt ihrer Eltern und das Gefühl der Geborgenheit in ihrer Familie. Erhält jedoch das ängstliche Verhalten eines Kindes zu viel Aufmerksamkeit, wird es verstärkt.

> Theresa (8 Jahre) kommt zum ersten Mal in unser Konzentrationstraining. In der Vorbesprechung berichtete die Mutter, dass ihre Tochter sich auf das Training freue. Es habe allerdings schon einige Male Probleme gegeben, wenn sie zum ersten Mal irgendwohin gehen sollte. Als Theresa den Trainingsraum betritt, kullert bereits die erste kleine Träne über ihre runden Wangen. Ihre Mutter verspricht ihr, draußen auf sie zu warten. Bereits nach wenigen Minuten rennt Theresa aus dem Trainingsraum zu ihrer Mutter. Sie klammert sich an ihr Bein und fängt an, herzzerreißend zu schluchzen. Schließlich nimmt ihre Mutter sie auf den Arm und sagt: »Schon gut, du musst nicht daran teilnehmen, wir gehen nach Hause!«

Theresas Mutter ist ihrem Gefühl gefolgt. Kurzfristig war dies für beide Seiten – sowohl für Theresa als auch für ihre Mutter – wahrscheinlich am besten. Theresa musste nicht an dem Training teilnehmen und verhielt sich wieder normal. Theresas Mutter konnte ihre Tochter beruhigen und musste daher nicht mit ansehen, wie es ihr schlecht ging. Allerdings wird Theresa in ihrem Leben vermutlich noch oft unbekannte Situationen durchstehen müssen, die in ihr ein wenig etwas Angst auslösen. Ihr wird es dabei voraussichtlich nicht besser ergehen. Sie wird sich mit hoher Wahrscheinlichkeit wieder sehr ängstlich verhalten. Die Erfahrung, wie es ist, mit fremden Kindern zusammen an einer Aktivität teilzunehmen, hat sie nicht gemacht. Theresa hat gelernt, dass sie sich an ihre Mutter klammern muss, wenn sie sich nicht wohl fühlt.

Leider ist der Grat zwischen angemessener Unterstützung und Überbehütung sehr schmal. Was hätte Theresas Mutter also tun können?

Da Theresa ähnliche Verhaltensweisen bereits früher gezeigt hat, hätte sie die Situation für das Kind schon im Vorfeld erleichtern können. Für Kinder ist es meistens sehr hilfreich, wenn sie bereits jemanden im Kurs kennen. Damit sind sie nicht allein unter Fremden. Genauso kann der Trainingsraum vorher einmal besichtigt werden. Auf diese Weise entwickelt das Kind mehr Sicherheit, weil es sich bereits ein wenig auskennt. Wir haben die Erfahrung gemacht, dass es besser ist, wenn die Mutter erst gar nicht vor der Tür wartet, sondern das Gebäude gleich verlässt. Die meisten Kinder beruhigen sich nach einiger Zeit. Sobald sie die anderen Kinder ein wenig kennen gelernt haben, trauen sie sich immer mehr zu.

Vor einem Training für Kinder mit Schulstress ruft mich eine Mutter an. Sie hat ihren Sohn Philipp (8 Jahre) für das Training angemeldet. Ihr Sohn sei in jeder neuen Umgebung erst einmal sehr ängstlich und zurückhaltend. Sie sei das bereits gewohnt und verlasse dann so schnell wie möglich den Ort. Tatsächlich lässt Philipp seine Mutter vor dem ersten Training nicht aus den Augen. Kaum hat er jedoch seine Jacke ausgezogen, verabschiedet sich seine Mutter von ihm, spricht ihm gut zu und geht aus dem Raum. Philipp sitzt auf einem Stuhl und beobachtet schüchtern die anderen Kinder. Von außen hat man das Gefühl, er ist kurz davor, in Tränen auszubrechen. Es dauert seine Zeit, bis er sich an den Raum und die anderen Kinder gewöhnt hat. Doch bereits beim ersten Spiel macht er mit. Als er auch noch einen Punkt für seine Mannschaft ergattert und alle ihn bejubeln, strahlt er über das ganze Gesicht. Seine anfänglichen Sorgen sind wie weggeblasen. Am Ende des Trainings gibt er mir strahlend die Hand, um sich zu verabschieden. Ich lobe ihn, weil er so tapfer war. Mit einem breiten Grinsen sagt er: »Ich komm wieder!«

In beiden Fällen hatten die Kinder vor der gleichen Situation Angst. Während Theresa ihrer Angst nachgegeben hat, konnte Philipp die Erfahrung machen, dass er in einer Gruppe von fremden Kindern nichts zu befürchten hat.

Lernen am Modell

Die Beobachtung ist eine der wichtigsten Lernarten bei Kindern. Alle Eltern, die gerade ein kleines Kind haben, werden hier lebhaft zustimmen. Gerade in den ersten Lebensjahren schauen sich Kinder viele Verhaltensweisen von Erwachsenen und Geschwistern ab. Kinder imitieren, wie wir uns die Zähne putzen, was wir sagen und welche Meinung wir vertreten. Nick zum Beispiel verbringt einen Nachmittag mit seinem Vater und dessen Freunden. Am Abend liegt der Vierjährige im Bett und sagt zu seiner Mutter voller Überzeugung: »Mama, Bayern spielt scheiße!«

Eines der besten Beispiele, wie Kinder sich Ängste von Erwachsenen abschauen, ist die Angst vor Spinnen. Ob ein Kind Angst vor Spinnen hat oder nicht, hängt in der Regel davon ab, wie nahe stehende Personen damit umgehen. Fürchten sich die Eltern vor Spinnen und beseitigen sie aus sicherer Entfernung mit dem Staubsauger oder zerstören die Spinnennetze, werden auch die Kinder sich mit hoher Wahrscheinlichkeit vor Spinnen ekeln. Nehmen die Eltern dagegen die Spinne ohne ein Anzeichen von Ekel oder Furcht in die Hand und tragen sie nach draußen, wird auch das Kind keine besonderen Ängste vor Spinnen aufbauen. Kinder beobachten also nicht nur die Verhaltensweisen von Erwachsenen, sondern übernehmen auch, ob man sich vor bestimmten Dingen und Situationen fürchten muss oder nicht.

Lena (13 Jahre) reist mit ihrer Familie in den Urlaub. Es erwartet sie ein zehnstündiger Flug. Als sie im Flugzeug sitzt, fängt sie an zu zittern und zu schwitzen. Vor Aufregung wird ihr ganz übel, sodass ihre Mutter einen Brechbeutel zurechtlegt. Ihr Vater meint, er könne das Verhalten seiner Tochter nicht ertragen, und tauscht mit einem anderen Passagier den Platz. Er ist selbst ganz nervös aufgrund des bevorstehenden Fluges.

Die letzte Flugreise hat die Familie storniert. Kurz vorher war ein terroristischer Anschlag mit einer Flugzeugentführung gemeldet worden. Der Vater sah sich außerstande, seine Familie einer solchen Gefahr auszusetzen. Vor dem jetzigen Flug durchsuchte er jeden Morgen die Tageszeitung nach ähnlichen Vorkommnissen. Abends recherchierte er im Internet die aktuellen terroristischen Bedrohungen. Seine Tochter zeigt bereits ähnliche Symptome von Flugangst.

Genauso wie Kinder Ängste von Erwachsenen übernehmen, können sie auch Zuversicht und Selbstvertrauen durch den Umgang mit Erwachsenen entwickeln. Vorbild kann man nicht nur dadurch sein, dass man sich vor Selbstverständlichkeiten nicht fürchtet, sondern auch, indem man seine eigene Furcht angeht und überwindet!

Doppelte Botschaften

Eine häufige Falle bei der Entstehung von Ängsten sind doppelte Botschaften. Dies lässt sich an einem Beispiel aus der Beratungspraxis gut beschreiben:

Ryan ist fünf Jahre alt. Im Kindergarten hat er Freundschaft mit einigen Kindern geschlossen. Ein Kind hat ihn zum Geburtstag zu sich nach Hause eingeladen. Ryan soll bei seinem Freund den Nachmittag und die Nacht verbringen. Während er am Anfang noch ganz Feuer und Flamme für diese Idee ist, verringert sich die Begeisterung, je näher das Ereignis heranrückt. Seine Mutter versucht immer wieder, ihm Mut zuzusprechen. Sie beschreibt, was die beiden kleinen Freunde Tolles machen können. Am Geburtstag verbringt Ryan einen lustigen Nachmittag bei seinem besten Freund. Er wird mit Kuchen verköstigt und lässt es sich richtig gut gehen. Abends ruft seine Mutter an. Sie möchte sich bei Ryan erkundigen, ob alles in Ordnung ist. Als Ryan am Telefon die Stimme seiner Mutter hört, bekommt er Heimweh. An eine Übernachtung ist nun nicht mehr zu denken.

Das Verhalten von Ryans Mutter ist durchaus nachvollziehbar. Sie macht sich Sorgen, ob es ihrem Kleinen auch wirklich gut geht. Ihr Verhalten enthält eine doppelte Botschaft: Zum einen fördert sie die Selbstständigkeit ihres Sohnes, indem sie ihn ermutigt, bei seinem Freund zu übernachten. Zum anderen schränkt sie die Selbstständigkeit durch ihren Anruf gleich wieder ein. Unterstützung bedeutet auch, sich selbst zurückzunehmen. Leider sind doppelte Botschaften im Alltag schwer zu erkennen.

Angst und Erziehung

Zu diesem Thema gibt es mittlerweile sehr viele wissenschaftliche Studien. Immer wieder finden sich vor allem zwei Erziehungsstile in Familien ängstlicher Kinder und Jugendlicher.

Überbehütend

Ein Kleinkind zu erziehen bedeutet, es durch seinen Alltag zu geleiten. Wird es größer, übernimmt es immer mehr Tätigkeiten und Entscheidungen eigenständig. Bei einigen Dingen braucht es keine Hilfe mehr. Andere Dinge müssen immer noch die Eltern regeln. Ein achtjähriges Kind wird zum Beispiel ohne Hilfe des Erwachsenen kein Konto eröffnen können. Besonders schwierig ist es, wenn Kinder bereits teilweise eigenständig handeln, aber noch nicht für alles Verantwortung übernehmen können. In diesen Fällen ist die Gratwanderung zwischen angebrachter Unterstützung und Zurückhaltung besonders heikel.

Überbehütende Eltern neigen dazu, ihre Schützlinge in »Watte« zu packen. Sie helfen ihren Kindern, wo sie nur können, und nehmen ihnen häufig für alles die Verantwortung ab. Manchmal sind es bereits ganz kleine Dinge, die gar nicht mehr auffallen, weil sie zur Selbstverständlichkeit geworden sind. Tom zum Beispiel kann mit sechs Jahren immer noch nicht seine Schuhe allein zubinden, weil ihm dies von seiner Mutter abgenommen wird. Jeden Morgen legt die Mutter der zehnjährigen Alina ihrer Tochter die Kleidungsstücke heraus. Lea (8 Jahre) wird von ihrer Mutter jeden Tag zu der 300 Meter entfernten Schule gebracht. Jule hat mit elf Jahren noch nie einen Nachmittag, geschweige denn eine Nacht allein zu Hause verbracht.

Natürlich könnten Tom und Alina das Zuschnüren oder das Heraussuchen der Kleidung selbst erledigen. Sie sind längst alt genug dafür. Auch Lea und Jule könnten bereits mehr Eigenverantwortung übernehmen. Überbehütete Kinder lernen vor allem eines: Das schaffe ich nicht allein! Wenn die Mutter mit Sorgenfalten auf der Stirn sagt: »Pass auf, wenn du auf der Rutsche bist!«, nimmt das Kind vielleicht mit: »Mama traut mir nicht zu, dass ich allein herunterrutschen kann. Vielleicht kann ich das noch nicht.« Anders wirkt dagegen die folgende Formulierung: »Klasse, da rutschst du schon allein runter. Und du passt so gut dabei auf und stößt dich nicht am Rand!« Durch eine solche Botschaft kommt das Kind viel eher zu dem Schluss, dass ihm seine Eltern vieles zutrauen. Es sind gerade diese kleinen alltäglichen Botschaften, die das Zutrauen in die eigenen Fähigkeiten wachsen lassen. Selbstständige Kinder erleben mehr eigene Erfolge. Denn wenn ich meine kleinen Abenteuer ganz allein bestehe, kann ich den Erfolg auch auf dem eigenen Konto verbuchen. Damit sind es manchmal die kleinen Erfahrungen, etwas selbst zu schaffen, die schließlich »groß« machen.

Kritisch und fordernd

Eltern, die den Fehlern ihrer Kinder viel Aufmerksamkeit schenken, sind häufig sehr kritisch und fordernd. Kommt Tabea mit einer Zwei in Mathe nach Hause, fragt ihr Vater, woran es gelegen habe. Die erste Frage von Philipps Mutter zur benoteten Klassenarbeit ist: »Was haben die anderen?« Schaut Kais Vater seinem Sohn beim Fußballtraining zu, muss sich dieser danach anhören, wie er dieses oder jenes noch verbessern könnte. Der Fokus der Eltern liegt also nicht auf dem, was das Kind bereits gut macht. Der Blick liegt viel eher auf all dem, was das Kind noch nicht kann. Häufig steckt dahinter der Wille, dem Kind zu helfen, sich noch weiter zu verbessern. Nicht selten haben die Eltern Angst um die Zukunft ihres Kindes.

Die Eltern von Felix sind verzweifelt. Ihr Sohn hat arge Konzentrationsprobleme. Bei den Hausaufgaben rutscht er nervös auf seinem Stuhl herum. Immer wieder müssen sie sich neben ihn setzen, damit er überhaupt fertig wird. An manchen Tagen ziehen sich die Hausaufgaben über drei Stunden hin. Andere Kinder verabreden sich schon gar nicht mehr mit Felix, weil er immer zu spät kommt. Als wir uns die Hausaufgabensituation anschauen, haben wir das Gefühl, uns auf einem Kampfplatz zu befinden: Während Felix an seinem Schreibtisch sitzt, umkreist ihn seine Mutter wie ein Komet. Hin und wieder schaut sie auf sein Blatt. Es gibt vieles zu bemängeln: Schöner schreiben, noch einmal nachrechnen, eine andere Farbe nehmen und alles noch einmal ordentlicher machen. Nach einer Stunde fängt Felix wirklich an, seine Hausaufgaben nur noch in die Hefte zu schmieren. Er hat keine Lust mehr und ist völlig demotiviert …

Wir regen an, ihn bei den Hausaufgaben allein zu lassen. Die Hausaufgaben müssen schließlich nicht perfekt sein. Es fällt seiner Mutter sehr schwer, diesem Rat zu folgen. Sie möchte, dass ihr Sohn später viel erreicht. »Es soll etwas aus ihm werden!« Dennoch befolgt sie unseren Rat. Tatsächlich verkürzt sich die Hausaufgabenzeit um die Hälfte. Sie sehen nicht ganz so schön aus und es ist auch nicht immer alles richtig. Aber Felix hat nun wieder Zeit, sich mit Freunden zu treffen. Er ist glücklich. Sogar die Schulnoten verbessern sich!

Ein Teil der Kinder von sehr leistungsbezogenen und kritischen Eltern entwickelt einen ausgeprägten Perfektionismus. Sie haben gelernt, dass Fehler eine Katastrophe sind, und vermeiden sie, wo es nur geht. Nico benötigt für seine Hausaufgaben in der dritten Klasse täglich eineinhalb Stunden. Er sitzt in dieser Zeit konzentriert an den Aufgaben und achtet sehr darauf, keinen Fehler zu machen. Verschreibt er sich, wird das Blatt noch einmal neu abgeschrieben. Als Nico an einem unserer Trainings teilnimmt, reagiert er auf Lob sehr zurückhaltend. Während sich die anderen Kinder über ein Lob sichtlich freuen, schaut er uns eher ablehnend an. Auch dies ist typisch für Kinder, die mit wenig Anerkennung und leistungsorientiert erzogen werden. Hinter einem Lob erwarten sie ein »Aber ...« und können es daher schlechter annehmen als andere Kinder. In Nicos Fall dauert es drei Wochen, bis er sich über ein Lob genauso freuen kann wie alle anderen. Kinder, die es nicht gewohnt sind, auf diese Weise Wärme, Fürsprache und positive Unterstützung zu erfahren, bauen – bei vielleicht guter Leistung in der Schule – nur ein geringeres Selbstwertgefühl auf.

Während also Kinder und Jugendliche unter einem überbehütenden Erziehungsstil nicht lernen, was sie sich schon alles zutrauen können, erfahren Kinder unter einem eher kritisierenden Erziehungsstil, was sie alles nicht können. Beide Gruppen entwickeln ein geringes Selbstwertgefühl und sind anfällig für Ängste.

Angst durch Leistungsdruck

Neben der Familie und den Freunden gehört die Schule zu den bedeutsamsten Lebensbereichen unserer Kinder. Schließlich verbringen sie einen großen Teil des Tages dort. Kein Wunder also, dass die Schule und vor allem die schulischen Leistungen wichtig für viele Kinder und Jugendliche sind. In den letzten Jahren hat der Leistungsdruck immer mehr zugenommen. Noten sind entscheidend und Realschule oder Gymnasium das Ziel vieler Eltern. Auch die Schule selbst steht vermehrt unter Druck. Nicht zuletzt durch internationale Vergleiche wie PISA wird von der Schule mehr gefordert. Manche Kinder haben Probleme mit den zunehmenden Erwartungen der Eltern und der Schule.

Anna (14 Jahre) ist die Tochter einer Ärztin und eines Juristen. Beide Elternteile haben große Pläne für ihre Tochter. Sie soll später entweder die Praxis der Mutter oder die Kanzlei des Vaters übernehmen. Letztendlich wird dies wahrscheinlich vom drei Jahre älteren Bruder abhängen. Dieser soll Annas Vorbild sein. Auf dem Gymnasium gehört er bisher zu den Besten. Mit etwas Glück und Fleiß wird er in zwei Jahren als bester Schulabsolvent mit einem Stipendium sein Studium beginnen.
Anna dagegen gehört eher zum Durchschnitt. Sie schreibt Zweien

und Dreien, muss dafür aber auch ziemlich »büffeln«. Die Eltern versuchen, sie durch Vergleiche mit ihrem älteren Bruder anzuspornen. Der Vater scherzt: »Wenn du dich nicht anstrengst, wird dein Bruder noch die Praxis UND die Kanzlei führen und du gehst leer aus!« Was als Witz gemeint ist, trifft Anna hart. Durchschnittliche Leistungen werden in dieser Familie nicht akzeptiert. Annas Schwierigkeiten in Mathematik werden durch zu wenig Fleiß und geringe Motivation erklärt. Dann sitzt Anna abends mit ihrem Vater und am Wochenende mit ihrer Mutter zusammen und paukt. Als es zu einem Lehrerwechsel durch Krankheit kommt, kippt die Situation. Die neue Lehrerin ist strenger und Anna bekommt nun häufiger eine Vier. Zu Hause entwickelt sich Annas Schulleistung zum Thema Nummer Eins. Schließlich fehlt Anna häufiger unentschuldigt in der Schule. Sie meidet den Mathematikunterricht, wo sie nur kann. Die Angst vor schlechter Leistung führt dazu, dass sie immer unsicherer wird. Schließlich schaltet die Schule den Schulpsychologen ein.

Als wir Anna kennen lernen, ist die Situation bereits sehr festgefahren. Annas Eltern sind nur schwer davon zu überzeugen, dass ihr hoher Leistungsdruck mitverantwortlich für das Schulschwänzen ihrer Tochter ist. Auch zu akzeptieren, dass Anna »lediglich« durchschnittlich begabt ist und in der Schule ihr Bestes gibt, bereitet beiden Elternteilen große Probleme. Sie sind resistent gegen jegliche Beratung. Letztendlich entscheiden sich die Eltern, Anna in ein Internat zu geben. Sie erhoffen sich davon eine bessere Kontrolle des Verhaltens ihrer Tochter, um weiterem Schulschwänzen vorzubeugen.

Heute hat Anna weder die Praxis der Mutter noch die Kanzlei ihres Vaters übernommen. Der große Bruder übrigens auch nicht. Während der Bruder sich schließlich dafür entschieden hat, Lehrer zu werden, begeistert sich Anna für den Beruf der Krankenschwester.

Besonders schlimm wird der Leistungsdruck für ein Kind oder einen Jugendlichen, wenn Lernstörungen vorliegen. Dies können beispielsweise eine Lese-Rechtschreibschwäche, eine Dyskalkulie oder auch eine Aufmerksamkeitsstörung sein. Wird die Lernstörung als solche nicht erkannt, fühlt sich das Kind oder der Jugendliche sowohl einem enormen Druck ausgesetzt als auch mit dem eigenem Versagen konfrontiert. Immer scheint das Kind die Erwartungen anderer zu enttäuschen. Stoßen die großen Probleme in der Rechtschreibung oder in der Aufmerksamkeit auf Unverständnis, entwickeln sich zwangsläufig Leistungs- und schließlich auch Schulängste. Das Gleiche gilt für Kinder, die weit über ihre eigentlichen Fähigkeiten hinaus gefördert werden. Das kann zum Beispiel der Fall sein bei einem Kind, das mit stundenlanger Nachhilfe mehr schlecht als recht das Gymnasium schafft und vielleicht in einer Real- oder Fachschule sehr viel besser aufgehoben wäre. Permanente Anstrengung und Überforderung können zu Dauerstress führen, der schließlich in eine Schulangst mündet.

Petra wird von ihrer engagierten Mutter während der gesamten Grundschulzeit sehr gefördert. Jeden Tag arbeitet die Mutter mit ihrer Tochter den Unterrichtsstoff nach. Sie macht mit ihr die Hausaufgaben, erklärt ihrer Tochter, was diese in der Schule nicht verstanden hat, und übt mit ihr, wo sie nur kann. Die Lehrerin ist von dem Fleiß sehr beeindruckt. Schließlich erhält Petra sogar eine Gymnasialempfehlung.
Mit dem Schulwechsel ändert sich jedoch alles. Der Lernstoff wird umfangreicher, das Tempo schneller. Die täglichen Nachhilfestunden bei der Mutter reichen nicht mehr aus. Petra kommt mit dem Stoff nicht nach und die Lücken werden immer größer. Als der Schulstress für Petra zu groß wird, reagiert sie schließlich mit den ersten körperlichen Beschwerden. Vor wichtigen Arbeiten bekommt sie plötzlich auftretende Bauchschmerzen. Diese können sich bis zu Bauchkrämpfen steigern, bis sie sich schließlich übergeben muss. Immer häufiger hat sie nachts Albträume, schläft schlecht und beklagt sich bei ihrer Mutter über eine allgemeine Lustlosigkeit. Alle Beschwerden verschwinden, als die Sommerferien beginnen. Kurz vor Ende der Ferien treten sie dafür umso schlimmer auf. Die Mutter sucht auf Empfehlung des Hausarztes schließlich einen Kinder- und Jugendpsychologen auf, der eine Schulangst diagnostiziert.

So wie Petra geht es mittlerweile zahlreichen Kindern, die unter hoher Leistungserwartung und Schulstress leiden. Es kann sie unter Umständen sehr unter Druck setzen, wenn ihre Eltern eigene Wünsche und Hoffnungen unbewusst auf die Kinder übertragen. Nicht alle Kinder und Jugendlichen wehren sich dagegen, die meisten versuchen den Wünschen ihrer Eltern zu entsprechen. Hier liegt es an den Erwachsenen, sich zu ändern, die eigenen Wünsche zurückzustellen, auf mögliche Enttäuschungen gelassen zu reagieren und dennoch ihren Kindern den Rücken zu stärken.

Mobbing

Claudia (13 Jahre) zahlt ihre »Raten« vor der Schule. Auf ihr Pausenbrot sind die älteren Jungs nicht scharf. Anfangs wollten sie Süßigkeiten, später Geld. Zu protestieren würde sie nie wagen. Sie weiß, was dann passiert. Sie wurde schon einmal geschlagen.

Dennis gehört seit einem Monat zu den Außenseitern in der Klasse. Fast jeder ist einmal »dran«. Eine Clique dominiert und schikaniert so gut wie jeden. Jeder ist froh, wenn er nicht im Kreuzfeuer der Sprüche und Gemeinheiten steht. Man hält lieber die Klappe oder macht mit. Zurzeit ist die Schule für Dennis die Hölle!

Kinder und Jugendliche, die unter Mobbing und Gewalt in der Schule leiden, stehen unter großem Druck. Der Schule können sie nicht entfliehen. Als einziger Ausweg bleibt hier häufig nur, einmal krank zu sein oder die Schule zu schwänzen.

Leider schweigen sich viele Kinder und Jugendliche über Angriffe in der Schule aus. Die Bloßstellung ist ihnen peinlich. Einige Kinder fürchten, dass sich durch Interventionen der Eltern die Situation nur noch verschlimmern könnte. Vor allem wenn Erpressung im Spiel ist, fürchten Kinder die Konsequenzen. Als Dennis' Eltern von den Problemen ihres Sohnes erfahren, wollen sie sofort den Klassenlehrer anrufen. Für Dennis scheint dies fast das Schlimmste zu sein, was passieren kann. Er fürchtet ein offenes Gespräch in der Klasse und damit die totale Bloßstellung. Diese Angst ist verständlich. In den meisten Fällen empfehlen wir trotzdem, mit dem Kind über ein mögliches Gespräch mit dem Klassenlehrer oder dem Beratungslehrer der Schule zu diskutieren. Der Lehrer hat es oftmals in der Hand, eine Veränderung in der Klasse herbeizuführen. Auch ein Gespräch mit dem Schulpsychologen ist denkbar, der dann das genauere Vorgehen plant. Ist die Schule informiert, sollten Sie trotzdem auch zu Hause Ihr Kind ermutigen. Kinder, die in der Schule gemobbt werden, haben häufig viel Angst und wenig Selbstbewusstsein. Ermuntern Sie Ihr Kind immer wieder, an Freizeitaktivitäten teilzunehmen, damit es sich einen festen Freundeskreis aufbauen kann. Auch Freunde schützen gegen Angriffe in der Schule und geben mehr Sicherheit.

In einigen Fällen kann die Teilnahme an einem »sozialen Kompetenztraining« sinnvoll sein. Immer wieder konnte festgestellt werden, dass Mobbing-Opfer Defizite im Umgang mit anderen Kindern haben. Das macht sie für die Täter besonders interessant.

Dominik wirkt auf seine Mitschüler zurückhaltend und schüchtern. Wenn ihn der Lehrer aufruft, spricht er mit leiser, verhaltender Stimme. Im Schulbus verkrümelt er sich in die hinterste Ecke.
Vanessa dagegen ist ganz anders. Sie spielt sich gern in den Vordergrund und steht gern im Mittelpunkt. Von einer Jungenclique wird sie gerade in diesen Momenten, wenn alle auf sie achten, persönlich schwer beleidigt.

Hier kann es helfen, das eigene Auftreten zu üben und zu besprechen. Dafür bieten in der Regel Erziehungsberatungsstellen sowie Kinder- und Jugendpsychologen Unterstützung an.

Monster-Lehrer

Herr M. gehört in der Schule zu den gefürchteten Lehrern. Vor allem seine sarkastischen Sprüche sind in allen Klassen bekannt. In Geschichte lässt er zu Beginn die vorangegangene Stunde von einem Schüler wiederholen. Er fragt so lange, bis er Lücken findet. Für den sechzehnjährigen Patrick war dieser Druck zu viel.

Als er referieren musste, fiel ihm überhaupt nichts ein. »Das war ja klar, Patrick! Außer Fußball passt in deinen Kopf wohl nichts rein. Vielleicht gerade noch unsere Julia hier drüben, zu der du immer rüberschaust!« Als die ganze Klasse in Gelächter ausbricht, ist für Patrick die Sache gelaufen. Für ihn ist Herr M. ein Monster-Lehrer.

Die Fähigkeiten von Lehrkräften sind – wie auch bei anderen Berufsgruppen – unterschiedlich verteilt. Das heißt, es gibt einige wenige außerordentlich gute Lehrerinnen und Lehrer, einige wenige außerordentlich schlechte und ein breites Mittelfeld. Alle Kinder und Jugendlichen erleben im Laufe ihrer Schulzeit Vertreter jeder Gruppe – mit Sicherheit auch viele gute Lehrkräfte. Manchmal kann jedoch bereits eine einzige Lehrkraft den Schulalltag eines Kindes bestimmen. Bei Patrick schlug die Freude an der Schule in eine totale Ablehnung um. Haben Eltern den Verdacht, dass ihr Kind unter einem bestimmten Lehrer leidet, sollten sie sich zunächst bei anderen Eltern informieren, ob deren Kinder über ähnliche Probleme berichten. Ob und wie man letztendlich als Eltern eingreifen möchte, ist eine schwierige Entscheidung. Sie ist vor allem abhängig davon, wie sehr das Verhalten des Lehrers das Kind beeinflusst.

In weniger gravierenden Fällen kann es ratsamer sein, das Kind lediglich zu stärken und ihm zu Hause Rückhalt zu geben. Manchmal hilft es auch, wenn Eltern bei der Lehrkraft einfach präsenter sind. Gehen Sie zum Beispiel auf den Elternsprechtag und unterhalten Sie sich mit der Lehrkraft. Erkundigen Sie sich einfach ganz neutral, wie sich Ihr Kind in der Schule macht. Laut amerikanischen Studien übertragen viele Lehrkräfte, die eine positive Meinung von den Eltern haben, diese unbewusst auch auf die Schüler.

Bleibt die Situation problematisch, muss das Gespräch mit der Lehrkraft gesucht werden. Ist das Kind dazu bereit und alt genug, kann es dieses Gespräch auch allein mit der Lehrkraft führen. Besser bewährt hat sich ein vertrauliches Gespräch zwischen den Eltern und der Lehrkraft. Viele Lehrkräfte können mit dieser Art von Kritik am besten umgehen, weil sie ihr Gesicht nicht verlieren. Vor allem aber sind Lehrkräfte häufig selbst überrascht, wie ihre locker gemeinten Sprüche auf der anderen Seite ankommen.

Wenn mehrere Schüler aus der Klasse betroffen sind, kann auch zuerst ein Gespräch mit dem Klassenlehrer stattfinden. Solche Gespräche gestalten sich oft nicht einfach. Finden die Eltern kein Gehör für ihr Anliegen und verstärkt sich die Angst des Kindes, empfiehlt sich als letzte Möglichkeit ein Wechsel der Schule. Klassenwechsel verändern die Situation oft nur geringfügig.

Leider kommt es immer wieder vor, dass Kinder und Jugendliche unter Lehrkräften zu leiden haben und in der Schule regelrecht schikaniert werden. Für Eltern ist es in dieser Situation meist recht schwierig zu helfen. Vorgesetzte und Dienstaufsichtsbehörden verhalten sich im Konflikt oft sehr zurückhaltend und taktisch. Ihre Unterstützung erweist sich oft als begrenzt, weil sie Auseinandersetzungen häufig meiden. In solchen Fällen empfiehlt es sich, einen Rechtsanwalt einzuschalten, um der eigenen Beschwerde mehr Gewicht zu verleihen. In der Praxis zeigt sich jedoch immer wieder, dass die Erfolgsaussichten für Eltern, etwas zu erreichen oder zu verändern, relativ gering sind.

Körperliche Ursachen

Einige Krankheiten machen die Einnahme von Medikamenten erforderlich. Bei regelmäßiger Medikation des Kindes oder Jugendlichen sollte man den Beipackzettel genau studieren. Manche Medikamente können das Auftreten einer Angstsymptomatik als Nebenwirkung begünstigen. Auch Medikamente, die vom Arzt ursprünglich gegen Ängste verschrieben wurden, verstärken gelegentlich die Symptomatik (siehe S. 112ff.). Des Weiteren gibt es Erkrankungen, die eine erhöhte Ängstlichkeit wahrscheinlich machen. Beispielsweise erhöht eine Schilddrüsenüberfunktion die allgemeine Erregung und Nervosität und kann zu plötzlich auftretenden Panikattacken führen. Die stark anregende Wirkung von Koffein steigert die Aktivierung des Zentralnervensystems. Dies geht mit einer erhöhten Nervosität und Unruhe einher. Auf diese Weise kann sich Ängstlichkeit verstärken. Mittlerweile befindet sich Koffein in vielen Lebensmitteln. Getränke wie Coca-Cola, Pepsi, Eistee etc. enthalten größere Mengen. Koffein ist sogar in Schokolade zu finden. Den Konsum stark koffeinhaltiger Substanzen einzuschränken führt bei einigen Kindern und Jugendlichen bereits zu einer Abnahme einer erhöhten Ängstlichkeit.

Nicht weil es schwer ist, wagen wir es nicht,
sondern weil wir es nicht wagen, ist es schwer.

(SENECA)

Der Schulangst begegnen

Ängstlichkeit und Angst verändern sich nicht von Jetzt auf Nachher. Man benötigt dafür eine Portion Geduld, Humor, Vorbild und Liebe. Viele Methoden verhalten sich wie der Faden einer Spinne. Ein einzelner Faden trägt eine kleine Spinne – mehr aber nicht. Kommen dagegen mehrere Fäden zusammen und verweben sich zu einem Netz, bewirken sie Erstaunliches.

Vorbild und Liebe

Genauso wie Kinder selbstsichere und zuversichtliche Einstellungen von Erwachsenen übernehmen, orientieren sie sich auch am ängstlichen Verhalten. Eltern, die selbst ängstlich sind, werden als Modell für ihr Kind fungieren. Bemerken und steuern, was man an das eigene Kind weitergibt, kann nur, wer sich seiner Ängste bewusst ist.

Übung: Was möchte ich meinem Kind weitergeben?

- Nehmen Sie einen Zettel und schreiben Sie Situationen auf, in denen Sie selbst Angst haben.
- Lassen Sie zwischen den einzelnen Situationen ein wenig Platz für spätere Notizen.
- Notieren Sie jetzt hinter jedem Punkt, ob es sinnvoll ist, diese Angst an Ihr Kind weiterzugeben oder nicht.
- Schließlich ergänzen Sie bei jeder Situation, wie Sie sich vor Ihrem Kind verhalten wollen.
- Heben Sie diesen Zettel an einem sicheren Ort auf. Von Zeit zu Zeit überprüfen Sie, ob Sie sich an Ihre Vorsätze halten.

Unbedingte Liebe schenken

Wenn Kinder sich geliebt, geschätzt und akzeptiert fühlen, ist dies etwas Besonderes für sie. Es fällt ihnen leichter, die Wertschätzung anderer zu erkennen. Sie zweifeln und entwickeln nicht ständig Minderwertigkeitsgefühle. Dies verleiht ihnen Sicherheit und Stärke. Beides ist besonders wichtig, um den eigenen Ängsten und Sorgen entgegenzutreten. Selbstverständlich sollten Eltern ihren Kindern ihre Zuneigung offen zeigen. Ein Kind in den Arm zu nehmen, zu loben und ihm zu sagen, wie sehr man es mag, gehört zum Alltag wie das Zähneputzen. Dabei knüpft man Zuwendung nicht an Bedingungen.

Falsch: »Wir lieben dich, wenn du gute Noten nach Hause bringst oder dein Zimmer aufgeräumt hast.«

Richtig: »Wir lieben dich, auch wenn es gerade nicht so gut läuft. Wir lieben dich, so wie du bist!«

Inseln der Kompetenz

Jeder Mensch hat einen oder mehrere Bereiche, in denen er besonders begabt ist. Einige Kinder und Jugendliche spielen gern ein Instrument, andere malen und zeichnen sehr gut und wieder andere profilieren sich im Sport. Zu entdecken, was Spaß macht und was gut gelingt, bringt nicht nur Freude, sondern stärkt auch das Selbstwertgefühl. Es hilft, sich mit seinen positiven Seiten zu identifizieren. Es wird eine Weile dauern herauszufinden, in welchen Bereichen diese »Inseln der Kompetenz« liegen. Um das Richtige zu finden, muss das Kind auch das eine oder andere ausprobieren können. In einigen Familien gilt die feste Regel: Was du angefangen hast, bringst du auch zu Ende! Für ängstliche Kinder auf der Suche nach dem richtigen Hobby ist diese Regel vielleicht etwas zu hart. Man sollte besser ein wenig Freiraum gewähren. Sich in verschiedenen Bereichen auszuprobieren kann für die Entwicklung eines Kindes von Vorteil sein. Das bedeutet nicht, dass man nach der ersten Stunde ein neues Hobby gleich wieder an den Nagel hängen soll, aber dass nach einer Phase des Ausprobierens diese Möglichkeit besteht.

So stärken Sie die Selbstsicherheit Ihres Kindes

- Helfen Sie Ihrem Kind bei der Suche nach Hobbys, die ihm Spaß machen. Fördern Sie seine Interessen.
- Hegen Sie keine übertriebenen Erwartungen. Hobbys und Freizeitaktivitäten sollen Spaß machen.
- Freuen Sie sich mit Ihrem Kind über seine Erfolge. Oft sind ängstliche Kinder sehr sensibel; sie befürchten, ihre Eltern zu enttäuschen, und achten darauf, ob sich ihre Eltern mit ihnen freuen und ihnen dies auch zeigen können.

Selbstständigkeit fördern

Immer wieder sind wir in der Arbeit mit jüngeren Kindern überrascht, wie sehr sie darauf pochen, alles allein zu machen. Stolz berichten sie, wenn sie allein Fahrrad fahren, allein ihre Schuhe zubinden oder sogar allein bei ihren Großeltern übernachten.

Die sechsjährige Leonie fährt zum Beispiel jedes Jahr (seit ihrem dritten Lebensjahr) zu Weihnachten mit ihrem Onkel zu den Großeltern. Allein fahren die beiden mit dem Zug voraus. Ihre Eltern kommen einen Tag später nach. Bereits zwei Wochen vorher informiert sie den gesamten Kindergarten über dieses Ereignis. Auch wenn sie zu Beginn ihrer kleinen Reise immer erst schüchtern zu ihrem Onkel aufblickt, blüht sie doch nach einiger Zeit auf. Dann ist ihre anfängliche Angst überwunden. Für Leonie ist diese Erfahrung wichtig. Sie lernt, dass sie auch ohne ihre Eltern ein Abenteuer bestehen kann. Stolz berichtet sie anschließend allen von ihrem selbstständigen Verreisen.

Erwachsene sehen der Begeisterung der eigenen Kinder manchmal mit gemischten Gefühlen entgegen. Auf der einen Seite sind sie stolz, wie sich ihre Kinder entwickeln und mutiger werden. Auf der anderen Seite ist das Loslassen auch nicht so einfach.

Zweimal im Jahr fahren wir mit einer Kindergruppen nach Sylt und führen dort ein einwöchiges Training durch. Die Fahrt ist bei den

Kindern immer mit sehr viel Aufregung verbunden. Vor der Abfahrt entsteht auf dem Bahnhof ein lautes Geschnatter, bevor alle Kinder in den Wagon einsteigen. Während der Zug losfährt, winken manche Kinder ihren Eltern nach, andere tauschen bereits Sammelkarten mit ihrem Sitznachbarn aus oder überprüfen ihren Reiseproviant. Die meisten Taschentücher sieht man aber auf dem Bahnsteig – bei den zurückgebliebenen Eltern.

Fehlende Selbstständigkeit spiegelt oft ein sehr geringes Selbstwertgefühl wider. Das trifft bei vielen ängstlichen Kindern und Jugendlichen zu. Sie haben häufig das Gefühl, der Situation nicht gewachsen zu sein. Dabei schätzen sie ihre eigenen Fähigkeiten viel zu gering und die Anforderungen der Situation viel zu hoch ein.

Wenn Jannik an seinen Hausaufgaben sitzt, dauert es keine fünf Minuten, bis er sagt: »Das schaffe ich nicht, Mama!« – jeden Tag. Bereitwillig hilft die Mutter. Schließlich möchte sie, dass ihr Sohn die Hausaufgaben gut macht und am nächsten Tag vollständig und richtig mit in die Schule nimmt. So sitzen sie in der nächsten Stunde zusammen an den Hausaufgaben. Nicht selten beginnt an diesem Punkt ein Teufelskreis. Denn Janniks schnell erfüllter Hilferuf hat Konsequenzen. Am nächsten Tag sitzt Jannik wieder an seinen Hausaufgaben. Und wieder behauptet er, die Hausaufgaben nicht allein zu schaffen. Jannik lernt, seine Mutter sofort in Anspruch zu nehmen, wenn er nicht auf Anhieb weiterkommt. In Bezug auf seine Hausaufgaben wird er immer unselbstständiger, traut sich weniger zu und gibt schneller auf.

Das soll nicht bedeuten, dass es falsch ist, Kindern und Jugendlichen unter die Arme zu greifen. Ganz im Gegenteil, sie brauchen das Gefühl, dass ihnen dort weitergeholfen wird, wo sie es ohne Hilfe des Erwachsenen nicht allein schaffen. Eine Gefahr besteht allerdings darin, zu früh einzugreifen und Dinge abzunehmen, die Kinder eigentlich ganz allein schaffen könnten.

Ein selbstständiges Kind traut sich mehr zu. Es wagt auch, einmal ein Risiko einzugehen, weil es gelernt hat, schwierige Situationen zu bewältigen. Immer wieder konnte das Kind die Erfahrung machen, dass es Dinge selbstständig und mit Erfolg löst. Ein solches Zutrauen in die eigene Person lernt man nicht von heute auf morgen. Es entwickelt sich in kleinen Schritten.

Im Kleinen beginnen

Die Selbstständigkeit fördern bedeutet, im Kleinen zu beginnen. Bei jüngeren Kindern kann dazu gehören, dass diese selbst ihren Ranzen packen, sich selbst anziehen und auch kleinere Aufgaben im Haushalt übernehmen. Unterstützung benötigen Kinder nur, wenn sie nicht allein weiterkommen. Gerade bei jüngeren Kindern lassen sich die Bedingungen vorher so gestalten, dass sie selbstständig handeln können.

Franziska (1. Klasse) ist immer sehr unsicher, was sie anziehen soll. Sie hat große Angst, sie könne sich falsch entscheiden und deshalb ausgelacht werden. Immer wieder zieht sie sich um und fragt ihre Mutter, ob sie so »schön« genug sei.
Franziskas Mutter entkrampft die Situation, indem sie nur noch drei Hosen und drei Pullover im Schrank lässt. So wird Franziska nicht durch zu viele Möglichkeiten irritiert. Alle Kleidungsstücke sind der Jahreszeit angemessen und untereinander kombinierbar. Außerdem hält die Mutter die Tochter an, sich schon am Abend vorher die Sachen herauszulegen, damit morgens keine Hektik entsteht. Zusätzlich stärkt sie auch in anderen Situationen Franziskas Vertrauen in die eigene Urteilsfähigkeit: »Schau mal, Franziska, du hast doch einen guten Geschmack. Was meinst du, welche Halskette soll ich heute zum Elternabend tragen, die schwarze oder die grüne?« Die Entscheidung ihrer Tochter lobt und bekräftigt sie.

Manchmal erfordert es viel Geduld, seinem Kind etwas selbstständig zu übertragen. Wenn Franziskas Mutter entscheidet, welchen Pullover ihre Tochter heute anzieht, ihr die Schuhe aus dem Regal holt – kurz, für sie die Entscheidungen trifft, geht es natürlich schneller. Es bedeutet aber auch, dass Franziska viele Dinge abgenommen werden, die sie eigentlich selbstständig erledigen könnte.

Aufgaben übertragen

Ältere Kinder können einzelne Aufgaben im Haushalt übernehmen. Dazu gehört beispielsweise, den Tisch abzuräumen oder zu decken, das eigene Bett zu beziehen oder eine kleinere Menge von Lebensmitteln einzukaufen. Das Kind lernt auf diese Weise, Pflichten zu übernehmen und dafür Verantwortung zu tragen.

Übung: Verantwortung übertragen

- Schreiben Sie auf einen Zettel, welche Aufgaben Sie Ihrem Kind nach und nach übertragen können und wollen.
- Fangen Sie mit kleineren Aufgaben an und steigern Sie sie langsam.
- Vergessen Sie nicht, Ihr Kind für die Erledigung der Aufgabe zu loben! Dies stellt nicht nur ein kleines Erfolgserlebnis dar, sondern ist auch eine gute Prävention gegen ängstliches Verhalten.

Vertrauen schenken

Selbstständigkeit zu fördern bedeutet auch, dem anderen Vertrauen zu schenken. Sie drücken damit aus: »Ich glaube, dass du das allein schaffst. Und wenn du nicht weiterweißt, bin ich für dich da!«

> Lea möchte mit ihren beiden besten Freundinnen eine Fahrradtour machen. Sie wollen zu den Großeltern einer der Freundinnen fahren und dort auf dem Bauernhof übernachten. Leas Eltern verbieten ihr jedoch, mitzufahren. Sie sei mit ihren sechzehn Jahren noch zu jung. Lea ist sauer. Ihre Freundinnen fahren ohne sie.

Auch wenn Leas Eltern mit ihren Sorgen nur das Beste für ihre Tochter wollen, ist die Botschaft eindeutig: Wir trauen dir mit deinen sechzehn Jahren noch nicht zu, dass du auf dich aufpassen kannst. Sicherlich ist es schwierig zu entscheiden, in welchem Alter man dem Kind wie viel Vertrauen entgegenbringen kann. Eltern, die sich in diesem Punkt unsicher sind, tun gut daran, das Gespräch mit anderen Eltern zu suchen. Damit erhält man einen recht genauen Überblick, welchen Normen andere Familien folgen, und kann auf dieser Basis neu entscheiden.

Problemlösen unterstützen

Ängstliche und unselbstständige Kinder und Jugendliche sehen sich Problemen häufig völlig ausgeliefert. Sie geben schnell auf und reagieren leicht mit Frustration.

Jannik zum Beispiel hat nicht nur Probleme bei den Hausaufgaben. Ruft ihn ein Freund an, kann er sich nicht entscheiden, ob er lieber allein weiterspielen oder hingehen möchte. Dann fragt er seine Mutter, was er machen soll. Natürlich möchte seine Mutter, dass er mehr soziale Kontakte hat, und schickt ihn zum Nachbarkind. Sie nimmt Jannik somit die Entscheidung ab. Als sie merkt, dass er zusehends mehr Probleme hat, sich zu entscheiden, sucht sie eine Erziehungsberatungsstelle auf. Dort lernt sie, eine andere Strategie anzuwenden. Sie versucht ihrem Sohn mehr Kompetenz im Problemlösen zu vermitteln. Weiß Jannik nicht, ob er zu seinem Freund gehen soll oder nicht, zeigt sie ihm, wie man eine Antwort finden kann. Gemeinsam wägen sie die positiven und negativen Seiten gegeneinander ab. Wie wird es wohl bei dem Freund sein? Was könnten sie dort alles zusammen spielen? Was wird nicht so schön sein? Wie wird es hier allein zu Hause sein? Auf diese Weise lernt Jannik, sich selbst zu entscheiden. Auch bei den Hausaufgaben ändert sich einiges. Janniks Mutter ist nur noch am Anfang und am Ende anwesend. Am Anfang geht sie mit Jannik die Aufgaben durch, um sicherzustellen, dass er alles richtig verstanden hat. Danach bearbeitet Jannik die Aufgaben allein. Zum Schluss kommt seine Mutter wieder hinzu, um die Aufgaben zu kontrollieren. Jannik lernt somit, Probleme eigenständiger anzugehen. Er macht außerdem die Erfahrung, dass er selbst in der Lage ist, Probleme zu lösen – nicht alle, aber doch einige. Die Hausaufgabenzeit verkürzt sich auf diese Weise von über einer Stunde auf eine dreiviertel Stunde. Außerdem hat sich Jannik zusammen mit seinem Freund in einem Tischtennisverein angemeldet.

Unterstützen, aber nicht die Probleme abnehmen

Ängstliche Kinder und Jugendliche meiden häufig Angst auslösende Situationen. Kurzfristig entfliehen sie damit einem unangenehmen Gefühl. Längerfristig erlernen sie aber eine falsche Strategie. Durch Vermeidung gelingt es nicht, eine Situation zu meistern, und die Angst bleibt bestehen. Aufgabe der Erwachsenen ist es, zu unterstützen, aber nicht Unangenehmes abzunehmen.

> Lisa (12 Jahre) möchte einen Kurs für Mundharmonika an der Volkshochschule machen. Sie freut sich schon lange darauf. Sie traut sich aber nicht, im Sekretariat anzurufen und sich anzumelden. Aus Angst, sie könne am Telefon nicht die richtigen Worte finden und sich versprechen, bittet Lisa ihre Mutter, dies für sie zu übernehmen.
> Für die Mutter wäre es natürlich ein Einfaches, anzurufen und die Anmeldung für ihre Tochter zu erledigen. Helfen würde dies Lisa längerfristig nicht. Lisa muss die Erfahrung machen, dass ihre Befürchtungen nicht berechtigt sind. Dies wird sie nur feststellen können, wenn sie das Telefonat selbst führt.
> Als Lisa sich immer noch weigert anzurufen, bietet ihre Mutter einen Kompromiss an: Sie möchte sich selbst für einen Englischkurs anmelden, und Lisa kann bei diesem Telefongespräch zuhören. Danach lässt sie Lisa alle relevanten Punkte auf ein Blatt schreiben. Nun ist Lisa gerüstet, ihr Telefonat eigenständig zu führen.

Lisas Mutter hat die Situation sehr geschickt gemeistert. Lisa konnte erst ihrer Mutter zuhören, um ihren eigenen Anruf dann selbst zu führen. Beim nächsten Telefonat weiß Lisa, was auf sie zukommt und wie sie sich darauf vorbereiten kann.

Nicht jeder wird die Gelegenheit haben, seinem Kind dies als Modell vorzumachen. In diesem Fall lässt sich die Situation aber auch als Rollenspiel üben. Die Mutter übernimmt die Rolle der Sekretärin und Lisa ruft spielerisch bei ihr an.

Lisas Mutter hat nicht immer auf diese Weise reagiert. Noch vor gut einem Jahr hätte sie das Telefonat sofort übernommen. Als

Lisa ihre Mutter bei den Hausaufgaben und bei alltäglichen Entscheidungen immer wieder um Hilfe fragte, hatte sie genug. Sie erklärte ihrer Tochter in aller Ruhe, dass sie nun alt genug sei, in verschiedenen Situationen mehr Selbstständigkeit zu zeigen – bei gleicher Liebe.

Günstig ist, in allen Situationen zu loben, die ein Kind gut bewältigt. Alle Kinder geraten hin und wieder in beängstigende Situationen, die sie ohne große Anzeichen von Furcht überstehen. Genau in diesen Momenten oder kurz danach lobt man sie. Anfangs bekräftigt man schon kleine Anzeichen von Tapferkeit. Dabei gilt es zu beachten: Viele Situationen, die für Erwachsene selbstverständlich sind, können aus der Perspektive eines Kindes sehr bedrohlich sein.

Mit Empathie …

Erwachsene besprechen häufig untereinander, wie sie mit ihrer Angst umgehen. Und wer kennt nicht folgende Ratschläge: »Streng dich an, dann kannst du deine Angst überwinden!«, »Warum hörst du nicht einfach damit auf?« oder »Tu's doch einfach!«. In der Regel erweisen sie sich als wenig hilfreich. Sie suggerieren lediglich, dass man sich nicht genügend anstrengt, faul oder unkooperativ ist. Wenn es tatsächlich so einfach wäre, die eigene Angst zu überwinden, dann hätte mit Sicherheit jeder dies längst getan. Schließlich erlebt niemand seine Angst als einen erfreulichen und angenehmen Zustand. Das Gleiche gilt natürlich auch für Kinder und Jugendliche.

Wer seinem Kind wirklich helfen will, sollte sich bemühen, empathisch zu sein. Das bedeutet, sich in das Kind hineinzuversetzen: die Welt aus den Augen des Kindes betrachten und dessen Gefühle ernst nehmen. Kinder und Jugendliche müssen spüren, dass Erwachsene als ihre Verbündete gegen die Angst antreten – und nicht als ihre Kritiker. Erst dann werden sie bereit sein, kooperativ ihre Angst in Angriff zu nehmen.

Über Erlebnisse und Ängste sprechen

Erst wenn man richtig einschätzt, weshalb ein Kind oder Jugendlicher sich Sorgen macht und was den jungen Menschen bewegt, kann man nach Lösungen und Unterstützungsmöglichkeiten suchen. Man sollte sich Zeit nehmen und durch nichts stören lassen, wenn man mit einem Kind über ernste Themen spricht. Bittet ein Kind um ein Gespräch, wenn man selbst gerade wenig Zeit hat, sollte man einen genauen Termin mit ihm absprechen. Dieser Termin muss aber unbedingt eingehalten werden; das Kind muss sich darauf verlassen können.

Die Ängste eines Kindes werden sich nicht in einem einzigen Gespräch klären lassen. Vor allem nicht, wenn man beim »Klärungsgespräch« wenig behutsam vorgeht und durch unablässiges Nachfragen zu starken Druck ausübt. Es liegt letztlich in der Entscheidung des Kindes, ob es von seinen Ängsten erzählen möchte oder nicht.

Kindern und Jugendlichen das Erzählen erleichtern

- Ein Gespräch ist kein Verhör. Vor allem wenn Ihr Kind über Erlebnisse berichtet, die ihm Angst machen, sollten Sie sich zurücknehmen. Zeigen Sie Empathie und geben Sie Ihrem Kind viel Zeit.
- Schenken Sie Ihrem Kind ungeteilte Aufmerksamkeit. Über Gefühle redet man nicht zwischen Tür und Angel, sondern in einem vertraulichen und geschützten Rahmen. Der Abendbrottisch, bei dem alle zuhören, oder ein Besuch bei Verwandten stellt einen sehr ungünstigsten Moment dar. Versuchen Sie, die Perspektive Ihres Kindes einzunehmen. In welchem Setting würden Sie jemandem von Ihren schlimmsten Ängsten berichten wollen?
- Wenden Sie sich Ihrem Kind zu und schauen Sie es freundlich und ermunternd an. Blickkontakt vermittelt, dass Sie an dem Erzählten interessiert sind.
- Hören Sie Ihrem Kind aufmerksam zu. Erwachsene spüren häufig den Impuls, sofort gute Ratschläge zu geben oder etwas zu kommentieren. Nehmen Sie sich stattdessen zurück. Lassen Sie das Kind in Ruhe ausreden und erst einmal alles berichten. Zeigen Sie dann durch Nachfragen Ihr Interesse.
- Achten Sie auf Ihre eigenen Reaktionen, wenn Ihr Kind von Ängsten

und Sorgen berichtet. Entsetzen oder Bestürzung vermitteln Ihrem Kind nur, das Problem sei riesengroß und nicht zu bewältigen.

- Nehmen Sie Ihr Kind und seine Sorgen ernst. Kommentare wie: »Das ist doch gar nicht so schlimm!« oder »Das schaffst du doch!« helfen manchmal nicht weiter. Sie drücken aus, dass Sie das Problem als eher belanglos ansehen.
- Ängstliche Kinder haben häufig das Gefühl, dass nur sie ganz allein unter Ängsten leiden. Machen Sie Ihrem Kind bewusst, dass es viele Kinder und auch Erwachsene gibt, die große Angst vor etwas haben. Zu wissen, dass man mit einem Problem nicht ganz allein dasteht, hilft oft schon ein wenig weiter – zumindest tröstet es.

Rituale für zu Hause

Ängstliche Kinder profitieren sehr von Ritualen und gleich bleibenden Strukturen. Sie sind vorhersehbar und geben damit Sicherheit und Ruhepunkte.

Das gemeinsame Mittagessen

Bei einem gemeinsamen Mittagessen haben Kinder und Jugendliche Gelegenheit, von der Schule zu erzählen. Sie können erzählen, müssen aber nicht. Manche Eltern drängen darauf, zu erfahren, wie der Schulvormittag war. Viele Kinder möchten aber nicht alles berichten oder benötigen erst einen gewissen Abstand, bis sie auch kritische oder bedrohliche Erlebnisse erzählen. Je mehr die Eltern drängen, desto eher zieht sich ein ängstliches Kind zurück und berichtet nur noch sporadisch oder überhaupt nichts mehr.

Während Kinder informieren, sollten sie die volle Aufmerksamkeit haben und dies auch spüren. Man zeigt durch Blickkontakt, dass man zuhört. Auch ein gelegentliches zustimmendes Nicken hat sich bewährt. Ein absoluter Gesprächstöter ist ein Fernseher. Dieser wird am besten aus dem Essbereich verbannt.

Gute-Nacht-Geschichten

Gute-Nacht-Geschichten stellen für Kinder ein besonders beliebtes Ritual dar, vor allem für jüngere. Ängstliche Kinder können sehr davon profitieren. Zum einen besteht dabei die Gelegenheit, noch einmal in aller Ruhe und ungestört über Tagesgeschehnisse zu reden. Hier hat das Kind die ungeteilte Aufmerksamkeit des Erwachsenen. Zum anderen ist das Ritual besonders gut geeignet, das Einschlafen zu erleichtern. Der Körper stellt sich während der Geschichte bereits auf den Schlaf ein. Es fällt leichter, bei einer schönen oder spannenden Geschichte einzuschlafen, als mit Sorgen über den nächsten Schultag.

Kinder ziehen in der Regel selbst erzählte Geschichten vor. Sie bieten Gelegenheit, Erfahrungen des Kindes mit einzubauen.

Leonie zum Beispiel hört am liebsten Geschichten, in denen sie selbst vorkommt und ein kleines Abenteuer besteht. Manchmal bezwingt sie den Geist in der Rumpelkammer, ein anderes Mal hilft sie einer verzauberten Fee.

Viele Kinder hören gern dieselbe Geschichte mehrmals. Auch dies gibt ihnen ein Gefühl von Sicherheit. Sie wissen immer, was als Nächstes passieren wird.

Tobias hat es gut. Er bekommt jeden Abend eine Rückenmassage von seinen Eltern. Vor der Gute-Nacht-Geschichte kann er so ganz entspannt von seinem Tag erzählen. Ist alles besprochen worden, hört er der Geschichte zu. So findet er entspannt und ruhig in den Schlaf.

Wochenendausflüge

Wochenendausflüge sind eine gute Gelegenheit für die gesamte Familie, etwas gemeinsam zu unternehmen. Dies stärkt nicht nur den Familienzusammenhalt, sondern gibt auch die Möglichkeit, kleinere Abenteuer zu erleben und damit gegen Ängstlichkeit zu trainieren und Furcht abzubauen. Mögliche Wochenendausflüge sind: eine Bootsfahrt, Drachen steigen lassen, einen Bumerang bauen und fliegen lassen, im Wald Pfeile und Bogen schnitzen, im Garten zelten oder Ähnliches. Von all diesen Erlebnissen kann das Kind in der Schule oder unter Freunden erzählen. Gleichzeitig erprobt es sich selbst und stärkt seinen Mut. Auch eine Übernachtung bei Freunden oder bei den Großeltern gehört dazu.

Wochenendausflüge sollten regelmäßig stattfinden, weil vor allem ängstliche Kinder davon profitieren. Dennoch muss es auch Wochenenden geben, an denen die Kinder nichts vorhaben. In diesen Zeiten können sie sich mit ihren Freunden treffen. Je älter Kinder werden, desto mehr Freiräume brauchen sie und sie werden diese auch in Anspruch nehmen.

Hilfen zum Einschlummern

Auch Erwachsene kennen Tage, an denen sie nicht richtig ausgeschlafen sind. Sie sind dann launischer, anfälliger für äußere Reize und reagieren heftiger. Zu wenig Schlaf macht auch anfälliger für Sorgen und Befürchtungen. Leider ist gerade das Ein- und Durchschlafen bei vielen ängstlichen Kindern und Jugendlichen ein Problem. Manche dieser Probleme verbessern sich durch eine bessere Schlafhygiene.

Hilfen bei Ein- und Durchschlafproblemen

- Legen Sie feste Zubettgeh- und Aufstehzeiten fest. Erlauben Sie kein Mittagsschläfchen.
- Eine Stunde vor dem Schlafengehen ist Ruhezeit. Es wird nicht mehr getobt, kein Computerspiel gespielt, es werden keine aufregenden Filme mehr geschaut und Ähnliches. Stattdessen »fährt das Kind langsam herunter«.
- Großmütter kennen häufig ein Geheimrezept für schnelles Einschlafen: ein Glas heiße Milch. (Die Milch enthält übrigens Tryptophan, was das Einschlafen erleichtert.) Kohlenhydrate und Proteine (wie zum Beispiel in Vollkornbrot, Käse oder Aufschnitt) sollte man dagegen zu sich nehmen, um nachts durchschlafen zu können.

- Vor dem Schlafengehen immer zur Toilette – ob man muss oder nicht. Das verhindert nächtliche Exkursionen.
- Bei kleineren Kindern bewähren sich häufig Gute-Nacht-Geschichten als Einschlafritual. Ältere hören gern Hörspielkassetten. Auch Entspannungsmusik kann bei einigen Kindern eine Einschlafhilfe darstellen.
- Das Bett ist ausschließlich zum Schlafen da. Eltern sollten es vermeiden, dass ihre Kinder tagsüber im Bett lesen, spielen oder toben. So lernt es: Wenn ich im Bett liege, wird geschlafen.
- Bewährt hat sich, feste Zeiten zu vereinbaren, wann das Kind im Bett sein muss.
- Man lobt und belohnt, wenn die Regeln eingehalten werden, und sieht dies nicht als etwas Selbstverständliches an.

Zum täglichen Einschlafritual gehört auch, dass die Eltern das Schlafzimmer ihres Kindes verlassen, bevor es eingeschlafen ist. Hat es erst einmal gelernt, abends alleine einzuschlafen, schläft es auch leichter wieder ein, wenn es mitten in der Nacht aufwacht.

Morgenkämpfe überstehen

In unserer Praxis suchen uns immer wieder Eltern auf, die über morgendliche Kämpfe klagen. Besonders bei ängstlichen Kindern und Jugendlichen ist das morgendliche Aufstehen häufig ein Problem.

Das morgendliche Aufstehen

- Schaffen Sie ein morgendliches Ritual. Das bedeutet, dass jeder Morgen nach einer gleich bleibenden Struktur abläuft.
- Dazu gehört, das Kind rechtzeitig zu wecken. So verhindern Sie, dass der Morgen in Zeitstress ausartet. (Zu welcher Uhrzeit wecken Sie Ihr Kind? Wann muss es spätestens aus den Federn sein, wann angezogen in der Küche erscheinen?)
- Sollte es Probleme beim Anziehen geben, weil zum Beispiel die Auswahl der Kleidung schwer fällt und das Kind dabei trödelt, kann dies

bereits am Abend vorher vorbereitet werden. Lassen Sie Ihr Kind in diesem Fall die Kleidung am Vorabend auf einem Stuhl zurechtlegen. Das gibt mehr Zeit beim Aufstehen und entspannt die morgendliche Situation.

- Vergessen Sie nicht, Ihr Kind zu loben, wenn es rechtzeitig mit allem fertig ist. Am Anfang können Sie auch eine kleine Belohnung versprechen und gewähren.

Die Mutter des elf-jährigen Niklas berichtete uns von folgenden Erfahrungen:

> Niklas hat große Probleme, morgens aus dem Bett zu kommen. Er fühlt sich schlapp und müde und würde am liebsten weiterschlafen. Auch beim Anziehen und Waschen holt er jede Minute raus, sodass ich in starke Zeitnot gerate. Wenn ich selbst schon etwas später dran bin, gerät die Situation häufig außer Kontrolle.
> Jetzt wecke ich Niklas jeden Tag etwas früher. Damit haben wir weniger Stress, wenn er doch etwas trödelt. Außerdem bekommt Niklas nach dem Wecken eine Eieruhr ins Zimmer gestellt. Er hat nun zwanzig Minuten, aufzustehen, sich zu waschen, anzuziehen und unten in der Küche zu erscheinen. Schafft er es innerhalb dieser zwanzig Minuten, warten unten auf ihn seine Lieblingscornflakes, die er ansonsten nur zu besonderen Anlässen erhält.
> Am ersten Tag benötigte er noch eine halbe Stunde. Als er die Küche betrat, habe ich die Cornflakes kommentarlos vom Tisch genommen, ihn ganz freundlich begrüßt und ihm einen guten Morgen gewünscht. Er hat versucht, mit mir zu verhandeln, um die Cornflakes zu bekommen. Ich habe es ignoriert. Am nächsten Morgen ist Niklas innerhalb von fünfzehn Minuten unten. Triumphierend rief er: »Ich hab's geschafft. Und jetzt her mit dem Zeug!«

Eine gute Möglichkeit, das morgendliche Aufstehen mit einem Kind zu trainieren, ist das Arbeiten mit einem Punkteplan.

Punktepläne – die Vitamine im Vanillepudding

Vor einiger Zeit habe ich eine Postkarte mit dem Bild eines etwa fünfjährigen Mädchens gesehen, das vor einem Teller mit Spinat saß und ziemlich lustlos aß. Unter dem Foto stand: »Lieber Gott, mach doch, dass die Vitamine aus dem Spinat in den Vanillepudding kommen.«

Punktepläne sind eine ausgezeichnete Intervention, um mit einem Kind schwierige oder neue Verhaltensweisen zu trainieren. Das Geheimnis liegt in der hohen Motivation, die mit einem Punkteplan erzeugt wird. Sie ermöglichen das anstrengende Training schwieriger Verhaltensweisen – machen »den Spinat« also im wahrsten Sinne des Wortes »schmackhaft«.

Kind und Erwachsene treffen dabei eine Art Vereinbarung. Sie legen ein Ziel fest. Es wird in kleinen Schritten erreicht. Dabei »verdient« das Kind Punkte, wenn es sich Schritt für Schritt dem Ziel nähert. Hat es genügend Punkte angesammelt, kann es diese gegen einen kleinen Preis eintauschen. Der Preis als Belohnung macht letzten Endes die hohe Attraktivität der Punkte aus.

Janina geht ins 1. Schuljahr und besteht darauf, dass ihre Mutter sie täglich auf dem morgendlichen Schulweg begleitet. Zu Beginn fand ihre Mutter dies völlig in Ordnung, da Janina den Schulweg noch nicht genau kannte und schließlich erst seit wenigen Tagen die Schule besuchte. Inzwischen aber gehen alle anderen Kinder der Klasse allein zur Schule, nur Janina nicht. Sie weigert sich jeden Morgen, allein das Haus zu verlassen. Sie schreit und weint, bis ihre Mutter schließlich mitgeht. Janina könnte auch mit einer Freundin gehen, die an ihrem Haus vorbeikommt. Sie lehnt jedoch ab. Schließlich wird es auch der Mutter zu viel. Janina ist nicht zu überzeugen, und das tägliche Gezeter regt die Mutter selbst auf. Sie ist sich sicher, dass es falsch ist, mitzugehen, weiß aber keine andere Lösung. Schließlich setzt sie einen Punkteplan ein. Janina erhält jeden Tag einen Punkt, wenn sie ohne die Mutter zusammen mit ihrer Freundin den Schulweg bewältigt. Ein kleiner Preis winkt schon, wenn sie fünf Punkte angesammelt hat. Janina macht das Ansparen der Punkte sehr viel Spaß, und schon nach vierzehn

Name: ____________________ Vorname: ____________________

____

____

______________________________ ______________________________

Unterschrift Unterschrift

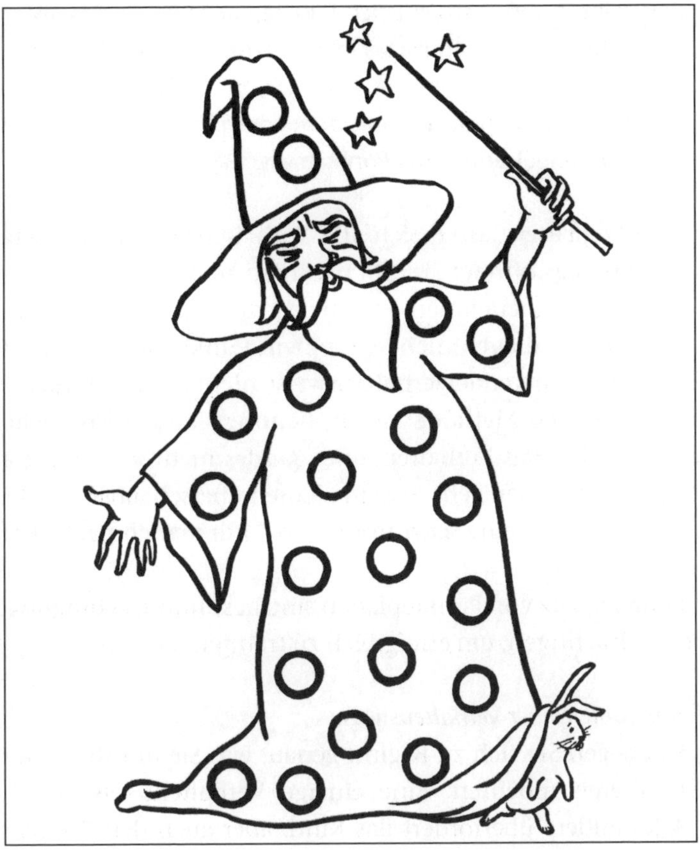

Abb. 2: Punkteplan

Tagen verlässt sie das Haus »ohne Theater«. Nach zwei Monaten kann die Mutter den Punkteplan absetzen.

Mit Punkteplänen trainieren

Punktepläne lassen sich für viele Situation einsetzen.

Sophie zum Beispiel trainiert mit einem Punkteplan, sich morgens allein und zügig anzuziehen. Die Eltern von Hans nutzen den Punkteplan, damit ihr Sohn abends ohne »Verzögerungstaktik« ins Bett geht. Conny verdient sich Punkte, wenn sie nachts allein in ihrem Bett schläft. Camilla lief in der Pause häufig nach Hause. Sie erhält nun Punkte, wenn sie es schafft, in der Schule zu bleiben. Justin hat Schwierigkeiten mit dem Lesen. Ihm werden die täglichen Vorleseübungen mit Punkten »versüßt«.

Mit Punkteplänen lassen sich alle Verhaltensweisen trainieren, die regelmäßig auftreten. Es gibt natürlich auch Grenzen. Sich gut in der Schule zu benehmen oder nie wieder Angst zu haben kann man einem Kind auch nicht mit einem Punkteplan beibringen, weil die zu trainierende Verhaltensweise nicht genau definiert ist. Wie bei anderen Methoden auch, benötigt man etwas Geduld. Man verändert das Verhalten eines Kindes nicht von Heute auf Morgen. Stattdessen geht man in kleinen überschaubaren Schritten voran. Viele kleine Schritte können dafür manchmal Erstaunliches bewirken.

Beim Einsatz von Punkteplänen sind bestimmte Bedingungen zu berücksichtigen, um erfolgreich zu trainieren:

- *Auswählen einer Verhaltensweise*
  Überlegen Sie sich zu Beginn genau, was Sie mit Ihrem Kind trainieren möchten. Eine einzige Verhaltensweise genügt. Alles andere überfordert das Kind, aber auch den Erwachsenen.

Die achtährige Juliane trödelt am Morgen beim Anziehen, beim Zähneputzen, beim Frühstück und auf dem Schulweg. Sie hat

Schulangst und versucht daher, jede Minute vor Schulbeginn herauszuzögern. Daher kommt sie einfach nicht in die Gänge. Jeden Morgen gibt es Auseinandersetzungen zwischen ihr und den Eltern. Die Eltern stehen bereits eine halbe Stunde früher auf, um nicht in Zeitnot zu geraten. Dennoch ist Julianes Mutter stets erschöpft, wenn sich ihre Tochter endlich auf dem Schulweg befindet. In unserer Sprechstunde besprechen wir mit ihr einen Punkteplan. Gemeinsam suchen wir eine einzige Verhaltensweise aus, die sie mit ihrer Tochter trainiert. Julianes Mutter beginnt zunächst mit dem Anziehen und bespricht mit ihrer Tochter folgende Vereinbarung: Wenn Juliane innerhalb von fünf Minuten angezogen ist, erhält sie drei Punkte. Bei zwanzig Punkten kann sie sich einen Preis aussuchen. Das Zähneputzen wird damit noch nicht trainiert, auch nicht das Frühstücken oder Trödeln auf dem Schulweg. Erst einmal wird ausschließlich das Anziehen trainiert.

- *Erklären der zu trainierenden Verhaltensweise*
  Erklären Sie Ihrem Kind ruhig, was Sie mit ihm trainieren möchten. Klären Sie auch, wann es Punkte erhält und wann nicht. Die Vereinbarungen müssen unmissverständlich sein. Es darf später zu keinerlei Diskussion führen, ob ein Punkt verdient worden ist oder nicht. Am günstigsten hält man die Vereinbarung auf einem Punkteplan schriftlich fest. Anschließend unterschreiben beide Parteien (Erwachsener und Kind) den Punkteplan (siehe Abbildung 2, S. 81).

- *Absprache der Punkte*
  Legen Sie fest, wie viele Punkte Ihr Kind bekommt. Juliane erhält zum Beispiel an jedem Morgen, an dem sie schnell angezogen ist, drei Punkte. Für jeden Punkt malt sie einen Kreis auf dem Punkteplan aus (siehe Abbildung 2). Seien Sie bei der Vergabe von Punkten nicht geizig. Ein Kind malt lieber drei Punkte aus als einen einzigen. Dafür kostet der Preis einfach ein paar Punkte mehr.

- *Auswahl eines attraktiven Preises*
  Ein Punkteplan steigt und fällt mit dem Preis. Ein Kind muss

bereits beim ersten Anblick des Preises sagen: »Dafür lohnt es sich zu schuften!« Eltern haben häufig ein gutes Gespür, was ein Kinderherz ›begehrt‹. In der Regel sind es kleine, aber attraktive Dinge – nie etwas pädagogisch Sinnvolles –, die man vielleicht sonst nicht kauft: eine Dose voller Schleimi (eine glitschige Gallertmasse zum Spielen), eine Plastik-Kakerlake, ein kleines ferngesteuertes Auto, ein Computerspiel, eine Wasserspritzpistole, Schmuck, Glitzerstifte etc.
Materielle Preise besitzen in der Regel den höchsten Motivationscharakter. Dennoch gibt es eine Vielzahl an Alternativen: Die Punkte können in Fernseh- oder Computerspielminuten eingelöst werden; in einen Wochenendausflug, einen Kino- oder Schwimmbadbesuch, wobei gemeinsame Unternehmungen – wenn erreicht – dann auch durchgeführt werden müssen.

Als Julianes Mutter den Punkteplan mit ihrer Tochter bespricht, ist Juliane hellauf begeistert. Zusammen überlegen sie, welche Preise in Frage kommen. Dabei suchen sie nach kleinen Preisen für zwanzig Punkte, nach mittleren Preisen für vierzig Punkte und nach großen Preisen für sechzig Punkte. Alle in Frage kommenden Preise schreiben sie auf eine Liste. Die Preise sind nach ihrer Größe geordnet. Diese Liste hängen sie zusammen an den Kühlschrank, an dem auch der Punkteplan klebt.

Unterschiedlich große Preise, wie sie von Juliane und ihrer Mutter verwendet werden, haben sich in der Praxis sehr bewährt. Das Kind entscheidet damit selbst, ob es seine Punkte lieber schnell gegen einen kleineren oder später gegen einen größeren Preis eintauschen möchte. Vor allem jüngere Kinder suchen sich am Anfang noch eher einen kleinen Preis aus. Sie möchten erst einmal testen, ob ihre Eltern sich auch tatsächlich an die Vereinbarung halten. Das Sparen auf einen größeren Preis erhöht zusätzlich die Motivation des Kindes, die erwünschte Verhaltensweise zu zeigen.

- *Trainieren des Verhaltens*
  Haben Sie Ihrem Kind den Punkteplan erklärt, eine Verhaltensweise ausgesucht und mit dem Kind Verhalten und Preise vereinbart, beginnen Sie mit dem Training. Der erste Preis als erste Belohnung sollte vom Kind relativ schnell erreicht werden. Kinder müssen erst einmal feststellen können, dass es sich lohnt, für die Punkte zu »schuften«. Bei Jüngeren (1. bis 3. Klasse) sollte der erste Preis bereits nach wenigen Tagen erreicht werden. Sie haben noch Probleme, längere Zeiträume zu überschauen. Hat sich das Verhalten gebessert, erhöhen Sie die Anforderung.

Juliane erhielt anfangs lediglich Punkte für das schnelle Anziehen. Ob sie morgens nicht richtig aus dem Bett kam, beim Zähneputzen trödelte oder im Frühstück endlos herumstocherte, spielte dabei keine Rolle. Nachdem Juliane beim Anziehen so schnell war, dass sie jeden Morgen ihre Punkte erreichte, veränderte ihre Mutter die Bedingungen:
»Du bist schon richtig schnell beim Anziehen, Juliane. Das machst du sehr gut! Wie ein richtiger Sportler, der immer weitertrainiert, kannst du dich noch verbessern. Du bist jetzt schon so gut, dass wir eine neue Vereinbarung treffen können: Du erhältst nun drei Punkte, wenn du es schaffst, innerhalb von zwanzig Minuten nach dem Wecken unten am Frühstückstisch zu erscheinen. Dafür stelle ich dir jeden Morgen eine Eieruhr in dein Zimmer. Damit kannst du kontrollieren, wie viel Zeit du noch hast.«

- *Beenden des Punkteplans*
  In der Regel verbessert sich das gewünschte Verhalten durch einen Punkteplan relativ schnell. Hat sich die Situation deutlich verbessert, gilt es, den Punkteplan allmählich zu beenden. In dieser Phase erhält das Kind nur noch hin und wieder Punkte. Der Punkteplan wird langsam ausgeschlichen.

Juliane erhält also nicht mehr jeden Tag Punkte, sondern nur noch hin und wieder. Ihr Vater benutzt dafür einen Trick:
»Das Anziehen macht dir kaum noch Probleme. Ich merke schon,

dass es dir immer leichter fällt, dich morgens rechtzeitig anzuziehen. Für dich ist es mittlerweile ganz einfach geworden, Punkte zu verdienen. Ich schlage daher vor, ein Spiel um die Punkte zu machen.« Jeden Morgen darf Juliane aus einer Dose ein Los ziehen. Bei einem Gewinn erhält sie die Punkte, bei einer Niete geht sie dagegen leer aus. Von Tag zu Tag sind weniger Gewinne und mehr Nieten in der Dose. Auf diese Weise wird Juliane auf spielerische Weise wieder von den Punkten »entwöhnt«. Sie selbst hat auch das Gefühl, dass sie die Punkte eigentlich nicht mehr braucht. Es fällt ihr nicht schwer, das Loseziehen zu akzeptieren.

Beim Beenden des Punkteplans ist es besonders wichtig, dass Erwachsene das Kind weiterhin loben! Somit stellen sich auch nach dem Punkteplan viele kleine Erfolgserlebnisse für das Kind ein.

Julianes Eltern haben den Punkteplan »ausgeschlichen«. Jedes Mal, wenn Juliane sich am Morgen beeilt, loben sie ihre Tochter: »Toll, dass es jetzt jeden Morgen so gut klappt!« Juliane freut sich über das Lob, und langsam wird ihr neues Verhalten immer selbstverständlicher. Der Punkteplan hat ihr Spaß gemacht, und sie hat nichts dagegen, ihn jetzt auch für das Zähneputzen einzuführen.

Schritte beim Punkteplan

- Suchen Sie *eine* Verhaltensweise aus, die Sie mit Ihrem Kind trainieren möchten.
- Besprechen Sie den Punkteplan mit Ihrem Kind.
- Definieren Sie ganz genau, wann Ihr Kind Punkte bekommt und wann nicht.
- Legen Sie fest, welchen Preis es bei wie vielen Punkten eintauschen kann.
- Beginnen Sie mit dem Punkteplan.
- Erhöhen Sie allmählich die Anforderungen an das Erreichen von Punkten.
- Schleichen Sie den Punkteplan allmählich wieder aus.
- Loben Sie Ihr Kind weiterhin!

Wird der Punkteplan beendet, können die alten Gewohnheiten hin und wieder erneut auftauchen. Schwankungen sind völlig normal; schließlich haben auch Erwachsene gelegentlich einen schlechten Tag oder eine schwierige Woche. Dennoch hat das Kind gelernt, und das unerwünschte Verhalten wird erheblich seltener auftreten als vorher!

Wenn es nicht klappt

Der Punkteplan ist eine Methode, die bei fast allen Kindern funktioniert. Klappt es nicht, liegt in der Regel ein Trainerfehler vor. Das bedeutet, der Erwachsene muss noch einmal überdenken, ob der Punkteplan richtig eingeführt und angewendet wurde.

Folgende Fehler kommen dabei häufig vor:

- *Die Aufgabe ist zu schwierig*
  Hans hat ein ähnliches Problem wie Juliane. Auch ihm wird schon bei dem Gedanken an Schule ganz flau im Magen. Statt morgens zu trödeln, fällt es ihm jedoch schwer, abends rechtzeitig im Bett zu liegen und die Augen zu schließen. Er dehnt das Wachbleiben jeden Abend so weit wie möglich aus. Bereits beim Zähneputzen beweist er sein schauspielerisches Talent. Mit der Zahnbürste im Mund steht er vor dem Spiegel und schneidet Grimassen. Liegt er endlich im Bett, muss er doch noch mal auf die Toilette, etwas trinken oder Ähnliches. Sein Vater sitzt mittlerweile jeden Abend an der Bettkante und wacht, bis Hans eingeschlafen ist. Mitten in der Nacht kriecht der Junge schließlich zu den Eltern ins Bett. Er ist aufgewacht und kann nicht mehr einschlafen.
  Seine Eltern versuchen, die Situation mit einem Punkteplan zu verbessern. Hans bekommt drei Punkte, wenn das »Zu-Bett-Gehen« ohne »Theater« über die Bühne geht. Am ersten Abend beeilt sich Hans tatsächlich mit dem Zähneputzen. Doch im Bett fängt das alte Spiel von Neuem an. Am zweiten Tag ist wieder alles wie zuvor.

  Die Eltern von Hans machen einen Fehler, der in der Praxis häufig auftritt: Sie stecken das Ziel zu hoch und trainieren zu viel auf einmal. Für den kleinen Hans war die Zielsetzung – »ohne Theater« ins Bett gehen – zu schwierig und noch zu umfangreich. Bereits nach einem Tag merkt er, dass er es nicht schaffen wird, seine Punkte zu erreichen, und gibt auf. Seine Eltern haben daraufhin die Zielsetzung verändert und kleinere Ziele ausgewählt.

Bei einem zweiten Versuch trainiert Hans nur noch eine einzige Verhaltensweise. Er soll seine Zähne zügig putzen. Dafür wird ihm eine Sanduhr auf das Regal gestellt. Während der Sand langsam von der oberen in die untere Kammer rieselt, muss Hans seine Zähne putzen – ohne Grimassen. Schafft er dies, bekommt er drei Punkte. Bereits nach zwei Wochen sind die Faxen beim Zähneputzen kein Thema mehr.
Im Anschluss daran kann Hans Punkte verdienen, wenn er selbst daran denkt, vor dem Zu-Bett-Gehen seinen Toilettengang zu erledigen. Schließlich folgt der schwierigste Teil: Hans verdient sich Punkte, wenn er nachts in seinem Bett bleibt. Auch das hat er mit Hilfe des Punkteplans gemeistert.

- *Der Preis ist unattraktiv oder in zu großer Ferne*
  Vor allem bei jüngeren Kindern sollte der erste Preis schnell verdient werden können. Dauert das Erreichen des Preises zu lange, geben sie zu leicht auf.

Völlig enttäuscht über den Punkteplan kommen Leons Eltern in meine Sprechstunde. »Es hat einfach nicht geklappt. Die Methode eignet sich vielleicht bei anderen Kindern, aber nicht bei unserem Leon. Er war von Anfang an nicht bereit mitzuarbeiten.« Als ich sie frage, welchen Preis sie in Aussicht gestellt haben, zeigen sie mir einen bunten Tintenkiller. »Den braucht Leon ohnehin, weil er so viele Fehler macht«, kommentiert der Vater den Preis.

Preise müssen so attraktiv sein, dass ein Kind sie auch tatsächlich begehrt. Anstrengung und Preis müssen daher im richtigen Verhältnis zueinander stehen. Leons Preis ist so wenig begehrenswert, dass er das Training gar nicht erst beginnt.

- *Die Punkte sind verdient, aber der Preis ist nicht verfügbar*
  Ist die vereinbarte Punktzahl erreicht, hat das Kind seinen Teil der Vereinbarung eingehalten. Es erwartet nun, dass auch der Erwachsene seine Versprechung einhält. Möchte das Kind seine Punkte gegen einen kleinen materiellen Preis eintauschen, muss er verfügbar sein. Das Gleiche gilt für vereinbarte gemeinsame Unternehmungen (Kino-, Schwimmbad-, Zoo-, Freizeitparkbesuch, Ausflüge etc.). Die Preise müssen möglichst sofort erhältlich sein, ansonsten verliert der Punkteplan an Wert. Es ist immer wieder zu beobachten, dass Eltern den Preis nicht besorgen oder keine Zeit haben, den Ausflug zu realisieren.

Häufige Fragen und Bedenken bei Punkteplänen

Belohne ich mein Kind durch einen Punkteplan nicht für Selbstverständlichkeiten? Warum sollte ich dafür Punkte geben?

Punktepläne setzt man bei Verhaltensweisen ein, die einem Kind sehr schwer fallen. Sie bedeuten für ein Kind eine kleine Stütze. Nicht alle Verhaltensweisen, die für uns Erwachsene oder andere Kinder Selbstverständlichkeiten darstellen, gelingen allen Kindern. Manche strengen sich außerordentlich an, um bestimmte Verhaltensweisen zu realisieren. Allein schon die Anstrengung ist eine Belohnung wert.

Lernt mein Kind durch einen Punkteplan, sich nur noch für Preise und Belohnungen anzustrengen?

Richtig angewendet geschieht dies nicht. Durch den Punkteplan erhält ein Kind Erfolgserlebnisse, die es motivieren, gewünschtes Verhalten dauerhafter zu zeigen. Manchmal haben Eltern – wie auch Lehrkräfte – Probleme damit, ein Kind zu belohnen, das sich in Teilbereichen schlecht benimmt. Erwachsene denken unter Umständen: »Das Kind, dessen ungesteuertes Verhalten mich nervt, soll ich jetzt auch noch belohnen!« Amerikanische Studien haben ergeben, dass beispielsweise Lehrkräfte aus diesem Grund verhaltensauffällige Schüler lieber bestrafen würden als sie zu belohnen. Eltern denken häufig ähnlich.

Was mache ich mit den Geschwisterkindern, die ebenfalls einen Preis haben möchten?

Nicht alle Geschwisterkinder beschweren sich, dass sie keine Punkte bzw. keinen Preis bekommen. Schließlich sehen sie, dass ein Punkteplan auch bedeutet, hart an einer Sache zu trainieren. Sie erkennen häufig sehr gut, dass es sich dabei um Verhaltensweisen handelt, die ihnen selbst leicht fallen, dem Bruder oder der Schwester jedoch schwer. Dennoch gibt es natürlich auch Kinder, die sich unbedingt auch einen Preis verdienen möchten. Dann wird es das Einfachste sein, die Geschwister ebenfalls mit einem Punkteplan trainieren zu lassen. Man sucht dafür eine Verhaltensweise aus, die dem Geschwisterkind schwer fällt. Julianes Bruder hat zum Beispiel Schwierigkeiten beim Lesen. Er kann sich Punkte verdienen, indem er seinem Vater jeden Abend zehn Minuten vorliest.

Die Aufgabe darf für die Geschwisterkinder nicht zu leicht sein. Sie muss einen vergleichbaren Schwierigkeitsgrad haben.

Trennungsängste überwinden

Trennungsängste bei Kindern kann man gut in den Griff bekommen. Genauso wie bei allen anderen Angststörungen gilt jedoch: Je früher, desto besser.

Im Folgenden sind einige Tipps zusammengetragen, wie Trennungsängste angegangen und verändert werden können.

Was tun bei Trennungsängsten?

- Begrenzen Sie die Häufigkeit von Rückversicherungen (z. B. »Mama, wartest du auch wirklich nach der Schule auf mich?«) auf ein bis zwei Mal.
- Begrenzen Sie Telefonanrufe, wenn Ihr Kind in der Schule oder bei Freunden ist. Schenken Sie Ihrem Kind kein Handy, weil Sie ansonsten die Telefonanrufe nicht mehr kontrollieren können.
- Begrenzen Sie die Möglichkeit für Ihr Kind, die Schule zu verlassen und nach Hause zu gehen.

- Entfernen Sie alle Besonderheiten und Annehmlichkeiten, wenn Ihr Kind nicht zur Schule geht, sondern zu Hause bleibt.
- Üben Sie mit Ihrem Kind realistische Einschätzungen der Wahrscheinlichkeit von Ereignissen. (Wie wahrscheinlich ist das Eintreten der Befürchtungen Ihres Kindes?)
- Üben Sie mit ihm Entspannungsmethoden ein.
- Bringen Sie Ihrem Kind eine beruhigende Selbstinstruktion bei (»Ich schaff das!«).
- Fördern und loben Sie die Selbstständigkeit Ihres Kindes.
- Seien Sie selbst ein positives Vorbild.
- Beginnen Sie mit Ihrem Kind, kurze Zeiten der Trennung zu üben, und weiten Sie diese kontinuierlich aus.
- Suchen Sie nach Möglichkeiten, sich von Ihrem Kind immer mal wieder für eine Zeit lang zu trennen (z. B. Besuch bei den Großeltern).
- Bleiben Sie ruhig und beständig bei alltäglichen Trennungen.
- Seien Sie bei Trennungen konsequent!
- Loben Sie Ihr Kind nach einer Trennungsphase.

Langsam ins Unbekannte

Vor allem neue und noch unbekannte Situationen stellen für ängstliche Kinder ein Problem dar. Ist die Umgebung erst einmal vertraut, nehmen auch die Sorgen und Ängste ab.

Die achtjährige Lisa hat zum Beispiel große Probleme, mit einem Babysitter allein zu Hause zu bleiben. Damit sie sich an den neuen Babysitter gewöhnt, hat ihre Mutter das junge Mädchen mehrmals in der Woche eingeladen. Zusammen konnten die drei auf dem Spielplatz spielen und sich so kennen lernen. Am entscheidenden Abend war Lisa aufgrund der bevorstehenden Trennung zwar immer noch unruhig, sie konnte diese aber sehr viel besser verkraften. Den Babysitter kannte sie ja schon.

Ähnlich kann man sein Kind an eine bestimmte Örtlichkeit gewöhnen. Vor der Einschulung lässt sich zum Beispiel der Schulhof mit seinen Spielmöglichkeiten erkunden. Möglicherweise hat man auch Gelegenheit, die neue Lehrerin kennen zu lernen.

Zwerge werden Riesen

Keiner wird von einem Zwerg verlangen, einen Riesen zu erschlagen. Man probt daher Trennungen bei möglichst vielen Gelegenheiten und in kleinen Schritten. Dabei kann die Regel helfen: Je länger die Trennung und je weiter die Entfernung von der Bezugsperson, desto größer wird die Angst sein.

> Lydia (7 Jahre) schafft es noch nicht, bei Freundinnen zu übernachten. Zu Beginn schläft sie daher zusammen mit ihrem Vater in einem Zelt im eigenen Garten. Sie ist zwar sehr aufgeregt dabei – aber eher, weil sie das Zelten als großes Abenteuer empfindet. Später bleibt sie einige Male über Nacht bei den Großeltern. Sie wohnen in einem benachbarten Dorf, und die Umgebung ist Lydia bereits vertraut. Außerdem wartet bei jeder Übernachtung eine kleine Überraschung auf sie. Ihr Großvater zündet mit ihr den Kamin an, sie backt gemeinsam mit der Großmutter Waffeln oder sie bemalen T-Shirts mit Textilfarbe. Als Lydia sich an das Übernachten bei den Großeltern gewöhnt hat, traut sie sich schließlich auch, bei ihrer besten Freundin zu nächtigen.

Den Schulbesuch ermöglichen

Manche Eltern, die ein Kind mit Schul- oder Trennungsangst haben, fragen sich: Wie schaffe ich es, dass mein Kind auch wirklich hingeht?

Zunächst ist es sinnvoll, dem Kind zu erklären, warum der Schulbesuch wichtig ist und warum ihn auch die Eltern wünschen. Bei jüngeren Kindern lässt sich die Bewältigung der Angst auch gut mit dem Erzählen einer Geschichte (vgl. S. 174 ff.) verbinden. Solche Geschichten geben Kindern ein Modell. Sie erfahren, dass auch andere Kinder ähnliche Probleme haben, und bekommen Ideen, wie man seine Angst überwindet. Dann sagt man dem Kind ruhig, aber mit entschlossener Stimme, dass es in die Schule gehen wird. Darüber werden keine Diskussionen zugelassen. Die bereits beschriebenen Tipps zum Aufstehen und zu den Morgenritualen (vgl. S. 75 ff.) helfen, den morgendlichen Ablauf zu vereinfachen.

Es ist in Ordnung, gerade am Anfang Jüngere auf dem Schulweg zu begleiten und in der Schule abzuliefern. Dann aber verlässt man das Schulgelände möglichst schnell. Nun heißt es am besten: das Kind direkt anschauen, sich freundlich verabschieden und darauf achten, keine dramatischen Abschiedsszenen zuzulassen.

Unter den älteren schulängstlichen Kindern gibt es einige, die erst gar nicht in der Schule ankommen. Sie laufen zurück nach Hause oder schwänzen die Schule.

Robin ist gerade in die 5. Klasse gekommen. Bis vor kurzem hat er eine Grundschule im Nachbardorf besucht. Die Klassen waren dort klein, lediglich fünfzehn bis zwanzig Schüler wurden zusammen unterrichtet. Seine neue Schule erlebt er als einen riesigen Gebäudekomplex, in dem viele Klassen und Schüler untergebracht sind. An den ersten beiden Schultagen wird er von seiner Mutter zur Schule gebracht. Danach soll er mit dem Schulbus fahren. Am dritten Schultag gibt Robin seiner Mutter einen flüchtigen Abschiedskuss auf die Wange und macht sich auf den Weg zur Bushaltestelle. Eine halbe Stunde später ist er wieder zu Hause. Er möchte nicht in die Schule gehen. Seine Mutter ist im ersten Moment völlig verblüfft und weiß nicht, wie sie reagieren soll. Für heute bleibt Robin zu Hause. Sie meldet ihn in der Schule krank.
Am nächsten Morgen wiederholt sich das Spiel. Wieder steht Robin nach einer halben Stunde vor der Haustür. Diesmal fährt ihn die Mutter in die Schule. Als sie am Nachmittag mit ihm darüber sprechen möchte, weicht er nur aus. Er möchte halt nicht zur Schule gehen. Am darauf folgenden Tag bringt sie Robin zum Bus und kontrolliert, dass er auch tatsächlich einsteigt. Nach zwei Wochen erhält sie einen Anruf von der Schule. Robin fehle zu oft. Es dauert eine Weile, bis sie herausfindet, dass Robin an verschiedenen Tagen bei der nächsten Haltestelle einfach wieder aus dem Bus gestiegen ist.

Wie in Robins Fall kommen manche Kinder nicht in der Schule an. Anfangs hatten auch Leos Eltern versucht, ihren Sohn in die Schule zu bringen. Auf dem Schulparkplatz angekommen, beschimpfte er sie oder brach in Tränen aus. Robins Eltern fanden daraufhin eine andere Lösung: Robin wurde von der Mutter eines Klassenkameraden mitgenommen. Tatsächlich konnte sich Robin im Beisein seines Freundes und dessen Mutter zusammennehmen.

In einem anderen Fall holte eine Lehrkraft einen Schüler jeden Morgen ab. Dies ist jedoch keine gute Lösung, wenn nicht begleitend professionelle Hilfe in Anspruch genommen wird.

Eine Lehrerin berichtete von folgender Erfahrung:

> Als ich noch in meinem Referendariat war, hatte ich einen schulängstlichen Jungen in der Klasse. Er wollte einfach nicht in die Schule kommen. Anfangs fehlte er immer wieder mit einer unterschriebenen Entschuldigung. Als seine Eltern nicht mehr mitgespielt haben, fehlte er auch unentschuldigt. Die Eltern haben in der Folge versucht, ihren Sohn in die Schule zu fahren, was jedoch in heftige Auseinandersetzungen mündete.
>
> Auf Anraten des Schulpsychologen haben wir uns mit den Eltern auf eine andere Strategie geeinigt. Da ich ganz in der Nähe der Familie wohnte, fuhr ich jeden Morgen bei ihnen vorbei. Anfangs setzte er sich nur unter großen Protesten in meinen Wagen und schwieg während der gesamten Autofahrt. In die Schule ist er mir ohne Widerstand gefolgt, und ich habe ihn kurz vor Stundenbeginn in seiner Klasse abgeliefert.
>
> Gleichzeitig nahm die Familie an einer Familientherapie teil. Über die nächsten Wochen verbesserte sich das Verhalten des Jungen, und auch seine Ängste nahmen ab. Schließlich konnte er allein in die Schule gehen. Dennoch steht er auch heute noch hin und wieder auf dem Bürgersteig und wartet, dass mein Auto auftaucht. Dann streckt er seinen Daumen raus und ich nehme ihn mit. Diesmal nicht wegen seiner Schulangst, sondern aufgrund seiner Bequemlichkeit.

Arztbesuche

Manche Kinder und Jugendliche klagen besonders vor der Schule über Schmerzen, Übelkeit und Ähnliches. Auf jeden Fall sollte eine Untersuchung beim Arzt erfolgen. Dies schafft meistens Klärung, ob eine körperliche Ursache vorliegt oder nicht. Konnte der Arzt keine Ursachen für die Beschwerden feststellen, kommt ein erneuter Besuch während des Schulvormittags eigentlich nicht in Frage.

> Jochen war bereits wiederholt beim Arzt. Er klagt spät abends und morgens über starke Schwindelgefühle. Diese können sich zu Übelkeit mit Erbrechen steigern. Sowohl der Hausarzt der Familie als auch ein Facharzt konnten keine eindeutigen Diagnosen stellen. Schließlich stand auch für die Eltern fest: Jochens Beschwerden hängen mit seiner Schulangst zusammen.
> Während Jochen vorher bei Übelkeit zu Hause bleiben durfte, muss er nun in die Schule. Am ersten Tag ist Jochen darüber ganz aufgelöst. Auf dem Weg zur Schule erbricht er sich im Wagen des Vaters in seinen Sportbeutel. In den nächsten Tagen klagt Jochen auch über plötzlich auftretende Kopfschmerzen. Als er sich morgens darüber beschwert, sagt seine Mutter: »Jochen, jeder hat einmal Kopfschmerzen. Viele Kopfschmerzen verschwinden plötzlich wieder. Du kannst daher ruhig in die Schule gehen. Heute Mittag sehen wir, ob sie immer noch da sind. Dann legst du dich ein bisschen hin.« Mit diesen Worten schickte sie ihn in die Schule.

Der Arzt kann noch einmal aufgesucht werden, wenn sich die Beschwerden des Kindes oder Jugendlichen verändern. Ist wieder keine ernsthafte Diagnose zu stellen, sollte das Kind zunächst einmal aus Prinzip in die Schule geschickt werden. Eine Abklärung der Ursachen für Schulangst erfolgt später.

Umgang mit Schulverweigerung

Bleibt ein Kind oder Jugendlicher dennoch häufig zu Hause – weil die Situation so festgefahren ist und man das Kind nicht täglich in die Schule bekommt –, können die unten stehenden Tipps hilfreich sein.

Die Mehrzahl der Schulängstlichen macht folgende Erfahrungen: Bleiben sie der Schule fern, dürfen sie länger schlafen und bekommen besondere Privilegien. Sie können fernsehen, erhalten Kleinigkeiten zur Aufmunterung etc. Was nett gemeint ist, verschlimmert jedoch die Situation. Die Annehmlichkeiten führen eher dazu, das Fernbleiben von der Schule zu verlängern. Diese Gruppe von Kindern und Jugendlichen »gesundet« in der Regel am frühen Nachmittag, verspricht abends, bestimmt in die Schule zu gehen, und erkrankt am nächsten Morgen erneut.

- *Den Schlaf-Wach-Rhythmus des Schulalltags beibehalten*
  Vor allem bei längerem Fehlen in der Schule verschiebt sich der Schlaf- und Wachrhythmus. Kranke Kinder schlafen in der Regel aus und gehen vielleicht sogar später ins Bett, wenn sie wieder einigermaßen gesund sind. Steht der nächste Schulbesuch an und sie müssen wieder früh aufstehen, fühlen sich die meisten morgens schlapp und unausgeschlafen. Einige interpretieren dies jedoch als ein Unwohlsein und fühlen sich erneut krank.
  Für den Abend gilt: Besonders langes Aufbleiben sollte man vermeiden. Stattdessen geht es zur gewohnten Zeit ins Bett.

- *Besondere Annehmlichkeiten vermeiden*
  In vielen Familien ist es üblich, kranken Familienmitgliedern besondere Aufmerksamkeit zukommen zu lassen. Bei einer echten Krankheit ist dies auch in Ordnung. Liegt offensichtlich keine Krankheit vor, gibt es am besten trotzdem »gesunden« Tee, Zwieback, kein Fernsehen und kein Treffen am Nachmittag mit vielen Freundinnen. Es wird im Bett geblieben.

- *Hausaufgaben machen lassen*
  Das Kind sollte sich bei Klassenkameraden nach den Hausaufgaben erkundigen. Auch dies gehört zur Vermeidung von besonderen Annehmlichkeiten. Genauso wichtig ist jedoch, dass nicht zu große Lücken im Schulstoff entstehen. Die meisten

Schulängstlichen befürchten ansonsten, die entstandenen Lücken nicht mehr aufholen zu können, was wiederum ihre Angst verstärkt.
Je länger ein Kind oder Jugendlicher zu Hause bleibt, desto schwieriger wird es, den Schulängstlichen wieder zu einem Schulbesuch zu bewegen.

Denken – Fühlen – Handeln

Wenn Leon nur an die Schule denkt, malt er sich das Schlimmste aus, fühlt sich ganz schlecht, stochert in seinem Frühstück herum und bekommt schwitzige Hände. Wie bei Leon drückt sich Angst nicht nur als Gefühl, sondern auch in bestimmten Verhaltensweisen und Gedanken aus: Er stochert im Frühstück, er denkt an die schlimmsten Katastrophen.

Wie beeinflussen sich Gedanken, Gefühle und Handlungen gegenseitig?

Viele Menschen glauben, dass ihre Gefühle in erster Linie von außen beeinflusst werden. Wie häufig sagen wir: »Du machst mich wütend«, »Der Film hat mir Angst gemacht« oder Ähnliches? Dies ist eine vereinfachte Sichtweise, die der Realität nicht standhält.

Marco und Leopold sind befreundet und gehen zusammen zur Schule. Auf ihrem Weg begegnen sie einer Frau, die ihren Hund spazieren führt. Der Hund schnüffelt gerade an einem Busch. Er entdeckt die beiden Jungen auf dem Bürgersteig und wedelt mit dem Schwanz. Als Marco den frei laufenden Hund sieht, denkt er: »Oh Gott, der Hund ist nicht an der Leine. Er könnte auf mich zurennen und mich beißen!« Marco verspürt Angst vor dem Hund und wechselt schnell die Straßenseite.
Leopold dagegen denkt: »Ein Hund! Der sieht niedlich aus. Ob man den wohl streicheln darf?« Leopold freut sich über den Hund und geht auf ihn zu.

Beide Jungen erleben die gleiche Situation: Sie sehen einen Hund, der nicht an der Leine ist. Wie aber kommt es, dass dieser Hund bei beiden unterschiedliche Gefühle hervorruft? Marco denkt, was alles Schlimmes passieren könnte. Er fühlt Angst und flieht aus der Situation. Leopold dagegen denkt positiv über die Situation. Er malt sich aus, wie er den Hund streichelt und geht direkt auf ihn zu. Die Art und Weise, wie die beiden gedacht haben, hat also direkt ihre Gefühle und schließlich auch ihr Verhalten beeinflusst.

In unserem Alltag können wir viele solcher Situationen beobachten und auch selbst erleben. Obwohl alle Personen das gleiche Erlebnis erfahren, denken sie sehr unterschiedlich darüber und haben andere Gefühle.

Leider gestaltet es sich als äußerst schwierig, Angst-Gedanken zu verändern. Sie »schießen« ängstlichen Menschen häufig fast automatisch in den Kopf: Wenn Lilly eine Sirene hört, denkt sie sofort, ihrer Mutter könnte etwas zugestoßen sein. Dennis dagegen hat Angst, die anderen Kinder aus der Klasse könnten ihn auslachen. Wird er von der Lehrkraft aufgerufen, denkt er im selben Augenblick: »Oh Gott, bestimmt mache ich einen Fehler! Dann werden alle über mich lachen und keiner will mehr mein Freund sein.« Ängstliche Personen machen in ihren automatischen Gedanken häufig zwei entscheidende Fehler:

- Ängstliche Personen unterschätzen ihre eigenen Fähigkeiten.
- Ängstliche Personen überschätzen die Bedrohlichkeit und die Konsequenzen der Situation.

Der erste Gedanke von Dennis ist: »Bestimmt mache ich einen Fehler.« Dennis geht von einer 99 %-igen Wahrscheinlichkeit aus, dass er einen Fehler macht. Tatsächlich aber ist Dennis sehr gut in der Schule. Fehler macht er genauso häufig bzw. selten wie alle anderen Kinder auch. Er unterschätzt also seine eigene Begabung und überschätzt gleichzeitig die Wahrscheinlichkeit, dass er wirklich einen Fehler macht. Genauso überschätzt er mögliche negative Konsequenzen der Situation. Dennis denkt, dass die Folgen eines Fehlers furchtbar wären. Er würde rot werden, alle würden es bemerken und keiner würde mehr mit ihm reden wollen. Bei solchen Gedanken würde wahrscheinlich jeder von uns Angst bekommen.

Bei Lilly ist es etwas anders. Wenn sie einen Krankenwagen hört, überschätzt sie die Wahrscheinlichkeit, dass ihrer Mutter etwas zugestoßen sein könnte. Fast jeder von uns hat schon einmal solch einen Gedanken gehabt: Die Sirenen heulen irgendwo in der Stadt und wir denken an unsere Liebsten. Im Gegensatz zu Lilly wissen wir aber über die tatsächliche Wahrscheinlichkeit Bescheid und geraten nicht in Panik.

Alternative Gedanken zuzulassen, lässt sich trainieren und ist Bestandteil vieler Therapieprogramme. Diese haben sich als sehr effektiv erwiesen, Ängste zu reduzieren. Eltern und Erzieher sind jedoch keine Therapeuten. Das ist nicht ihre Rolle und sollte es auch nicht sein. Dennoch gibt es einige Methoden, die auch Eltern ihren Kindern vermitteln können.

Eine einfache Methode: Ablenkung

Das Ablenken stellt eine sehr einfache Technik dar. Sie wirkt jedoch nur, wenn die Angst nicht allzu groß ist und keine Konzentration auf eine Aufgabe oder Situation verlangt wird.

> Der vierzehnjährige Julian hat starke Prüfungsängste. Schon in der Nacht vorher kann er kaum schlafen. Am Frühstückstisch rutscht er nervös auf seinem Stuhl hin und her und geht in Gedanken alle möglichen Katastrophenszenarien durch: »Was ist, wenn ich das Falsche gelernt habe? Bestimmt können die anderen das alles! Paul wusste das letzte Mal auch fast jede Antwort. Ich schaffe das heute nicht!« Dies setzt sich auf dem gesamten Schulweg fort. Sitzt er schließlich in der Klausur, kann er sich nur schwer auf die Aufgaben konzentrieren.

Die Methode der Ablenkung ist bei Julian nicht zu jedem Zeitpunkt gleich sinnvoll anzuwenden. *Während* der Klausur würde es ihm nicht viel nützen, sich auch noch von seinen Befürchtungen abzulenken. Dann wäre seine Aufmerksamkeit gar nicht mehr bei den einzelnen Aufgaben. Julian und seine Mutter benutzen die Ablenkung aber *vor* der Klausur. Seine Mutter spricht die anstehende Klausur am Frühstückstisch überhaupt gar nicht an, sondern lenkt das Gespräch auf andere Themen: In der Zeitung sind die neuesten Fußballergebnisse … Was machen sie am Wochenende? Was wünscht sich Julian zum Geburtstag? etc. Ähnlich verhält sich auch Julias Mutter: Julia ist in der zweiten Klasse und hat starke Trennungsängste. Jeden Morgen wird sie von ihrer Mutter in die Schule gefahren, weil die Familie etwas außerhalb wohnt. Im Auto lenkt die Mutter ihre Tochter spielerisch ab. Sie kreieren in Gedanken die witzigsten Fabelwesen, überlegen sich, welche Attraktionen in ihren Freizeitpark gehören, oder halten Ausschau nach roten oder blauen Autos.

Vor allem bei Kindern, die sich vor angstbesetzten Situationen in panische Gedanken hineinsteigern, erweist sich diese Methode als sehr sinnvoll. Es gibt viele Möglichkeiten, sich abzulenken:

- Kinder, die sich für Mathematik begeistern, können zum Beispiel in Achter-Schritten rückwärts von 50 oder 100 zählen.
- Eine reizvolle Vorstellung kann sein, was man in einem riesengroßen Süßigkeitenladen alles einkaufen würde.
- Oder was man alles mitnimmt, wenn man sich in einem Spielzeuggeschäft zehn Dinge aussuchen darf?
- Was für ein Fabeltier (Kopf vom Schwein, Körper vom Krokodil, Beinchen von einer kleinen Laus …) ist vorstellbar?
- Was macht man in den nächsten Ferien? Was beim nächsten Besuch bei den Großeltern?

Diese Listen fertigen Kinder vor einer beängstigenden Situation an. So regt man sie mit etwas Humor und Begeisterung zu den witzigsten Spielen und Fantasien an.

Kehren aber bestimmte Angstgedanken immer wieder oder wirkt die Angstsituation zu bedrohlich, reicht die Ablenkungstechnik nicht aus. Hier sollte dann direkt an den Gedanken gearbeitet werden.

Gedankenarbeit

Es gibt verschiedene Techniken, um an Angstgedanken zu arbeiten. Unabhängig davon, welche dieser Techniken für ein Kind oder einen Jugendlichen geeignet ist, bestimmte Rahmenbedingungen sind auf jeden Fall zu beachten: Angstgedanken sind eine sehr persönliche, oft als peinlich angesehene Angelegenheit. Daher ist es wichtig, die Intimsphäre eines Kindes oder Jugendlichen besonders in diesem Bereich zu respektieren.

Man spricht allein mit dem Kind und gibt Inhalte des Gespräches nur mit ausdrücklichem Einverständnis des Kindes an andere Familienmitglieder weiter. Man sorgt für Zeit und Ruhe. Bei älteren Kindern und Jugendlichen kann es besser sein, die Methode oder Übung nur zu erklären oder zum Lesen anzubieten, ohne selbst mitzuwirken.

In jedem Fall ist es unerlässlich, gut und aufmerksam zuzuhören und sich voll auf das zu konzentrieren, was das Kind zu sagen hat. Alles ist ernst zu nehmen, denn Ängste sind real, auch wenn sie offensichtlich unangemessen stark erscheinen. Gute Ratschläge, wie zum Beispiel »Was, davor hast du Angst? Das ist doch völlig ungefährlich! Da braucht man keine Angst zu haben!« helfen wenig weiter. Besser: »Das muss schlimm für dich sein – so viel Angst. Aber es gibt Methoden, die dir weiterhelfen können.«

Ohne das Kind zu drängen, grenzt man Gespräche zeitlich ein (beispielsweise fünfzehn Minuten nach jedem angstbesetzten Schultag). In der Zwischenzeit schneidet man das Thema nicht an, außer das Kind möchte von sich aus unbedingt darüber reden. In der Familie darf sich keinesfalls alles um die Angst drehen. Unbeschwerte Familienausflüge oder andere Unternehmungen ohne Nachfragen sind nach wie vor sehr wichtig.

Nicht alle Kinder und Jugendlichen können und wollen bereitwillig mit ihren Eltern an ihren Ängsten arbeiten, auch wenn diese es wünschen. Dies akzeptiert man ohne persönliche Enttäuschung und empfiehlt professionelle Hilfe.

Nicht jede der folgenden Methoden eignet sich für jedes Kind oder jeden Jugendlichen. Auf jeden Fall sollte sie dem Alter entsprechend kurz erklärt werden. Es hat sich bewährt, mit einer

Methode zu beginnen, sie in Ruhe einzuüben und durchzuführen und dann erst anderes hinzuzunehmen.

Positives Denken

Eine Methode zur Beeinflussung der angstbesetzten Gedanken ist das positive Denken. Positive Gedanken machen Mut, lenken ab und helfen, beängstigende Situationen in der Schule zu überstehen. Wenn ich denke: »Einen Fehler zu machen ist zwar unangenehm, aber nicht schlimm. Das schaffe ich schon!«, fühle ich mich sicher ruhiger als bei dem Gedanken: »Oh Gott, wenn ich einen Fehler mache, ist das eine Katastrophe!«

Die Mutter der zehnjährigen Lena hat lange dafür gebraucht herauszufinden, wovor ihre Tochter Angst hat. Dafür benötigte sie einige Gespräche, und oft musste sie warten, weil Lena nicht immer bereit war, darüber zu reden. Erst als Lena merkte, dass ihre Mutter die Sorgen und Befürchtungen ernst nimmt und sie ganz in Ruhe darüber reden kann, begann sie zu berichten. Lena hat Angst, in der Schule zu versagen. Immer wieder denkt sie darüber nach, was passieren könnte, wenn sie etwas nicht weiß. Sie denkt: »Alle halten mich für blöd. Vielleicht bleibe ich sogar sitzen.« Von den Schulnoten her ist Lena eine gute Schülerin.
Gemeinsam mit ihrer Mutter schreibt sie alle Befürchtungen auf die linke Seite eines Blattes. Diese Gedanken nennen sie »Monster-Gedanken«. Auf die rechte Seite schreibt sie eine Alternative bzw. einen klugen Gedanken.
Als Lena am nächsten Morgen am Frühstückstisch sitzt, wächst trotz allem ihre Angst. Sie schreibt nämlich heute einen Mathetest. Als sie wieder zu grübeln beginnt, sagt sie sich in Gedanken laut: »STOPP! Ich schaffe das heute. Ich gebe einfach mein Bestes – und das reicht!« Während sie dabei die Augen fest zukneift, lächelt ihre Mutter. Sie weiß, dass ihre Tochter versucht, die Angst vor der Mathearbeit zu überwinden.

Monster-Gedanke	Kluger Gedanke
»Wenn ich einen Fehler mache, ist das schrecklich.«	»Einen Fehler zu machen ist nicht schlimm!«
»Ich schaff es nicht, in die Schule zu gehen.«	»Ich schaffe das. Ich bin stark.«
»Das ist furchtbar. Ich möchte nach Hause. Ich bekomme bestimmt gleich wieder Bauch- oder Kopfschmerzen.«	»Am besten denke ich gar nicht daran. Ich versuche, mich abzulenken und an etwas anderes zu denken: Was mache ich alles, wenn ich das nächste Mal zu Opa und Oma fahre? Ich könnte mit Opa einen Bumerang bauen!«

Manchmal erweist es sich als sehr schwierig, die »Monster-Gedanken« eines Kindes herauszufinden, weil sie schwer zu erkennen und zu formulieren sind. Daher ist ein geringer Zeitabstand zur Angstsituation sehr wichtig. Zum Beispiel versucht das Kind, direkt nach einem Angst auslösenden Ereignis aufzuschreiben, was ihm durch den Kopf ging. Oder man sammelt Gedanken, die direkt vor schwierigen Ereignissen entstehen. Jüngere erinnern sich häufig nicht mehr, was sie in der eigentlichen Stresssituation dachten, dann sucht man nach Gedanken, die davor oder danach bedeutsam sind.

Zu jedem »Monster-Gedanken« gehört ein alternativer positiver Gedanke. Dies kann sein:

- eine positive Affirmation (»Ich bin stark!«, »Ich schaffe das!«, »Ich kann das!«),
- ein beruhigender Gedanke (»Ich bleibe ganz ruhig und gelassen!«, »Heute Nachmittag mache ich es mir gemütlich und schaue meine Lieblingsserie. Da kann ich entspannen!«),
- ein realistischer Gedanke (»Gespenster gibt es nicht!«, »Ich muss nicht perfekt sein. Ich gebe mein Bestes und das reicht!«).

Am effektivsten sind positive Selbstinstruktionen, wenn die Angst sich gerade aufbaut. In solchen Momenten soll das Kind in Gedanken laut »STOPP« sagen. Damit unterbricht es zunächst kurzfristig

Angst auslösende Gedanken und aktiviert innerlich den alternativen Gedanken.

Gedankenarbeit ist aber alles andere als einfach. Vor allem jüngere Kinder können häufig nicht genau beschreiben, welche Gedanken ihnen durch den Kopf gehen. So antwortet Peter immer wieder auf die Frage, was er in einer solchen Situation denke: »Nichts!« Findet man keine Gedanken, bewirkt Positives Denken wenig. Mit einem Modell oder einer Verhaltenstechnik erreicht man hier unter Umständen mehr.

Modell sein

Kinder und Jugendliche orientieren sich nicht nur allgemein am Verhalten Erwachsener. Sie beobachten auch genau die Art und Weise, wie diese Probleme und Herausforderungen angehen.

Wenn Andrés Vater mit dem Auto in einem Stau steht, sagt er laut zu André: »Na, so was kann passieren. Regen wir uns nicht auf, sondern machen wir ein kleines Rate-Spiel!«
Als Tabeas Mutter das Mehl in der Küche herunterfällt, lacht sie laut: »Nun habe ich eine Schneelandschaft in der Küche. Und das im Hochsommer!« Sie nimmt ruhig ein Kehrblech und bringt das Mehlchaos wieder in Ordnung.
Wenn Jans Mutter in Terminstress ist, sagt sie: »Mensch, wir müssen uns heute etwas beeilen. Aber wir zwei schaffen das schon, oder?«

Alle drei Eltern versuchen, ihren Kindern ein gutes Modell im Umgang mit Fehlern, Problemen und Ängsten zu sein. Sie haben gelernt, ihre positiven, optimistischen und gelassen machenden Gedanken laut zu äußern. So lernen ihre Kinder am Modell, Schwierigkeiten zu begegnen. Vielen Kindern hilft dies, ohne dass es erklärt oder kommentiert werden muss.

In unseren Trainingsgruppen mit jeweils fünfzehn überaktiven Kindern backen wir einmal während des Winterhalbjahres Pfannkuchen. Alle Kinder freuen sich auf diesen Tag. Zu Hause werden sie nur selten in die Küche gelassen, weil ihre Eltern ein Desaster und viel Unordnung befürchten. Umso mehr freuen sie sich, wenn sie bei uns alles allein und selbstständig kochen dürfen. Bei jedem Pfannkuchenbacken geht in jeder Kleingruppe mindestens ein Ei zu Bruch. Dieser Augenblick ist besonders interessant. Mit dem Aufschlag des Eies auf dem Boden scheinen alle Kinder wie zu Eissäulen zu erstarren. Der Raum ist plötzlich totenstill und sämtliche Kinder schauen in eine Richtung – zu den Erwachsenen. Sie verfolgen voller Spannung, ob jetzt ein Donnerwetter folgt oder nicht. Sie entspannen sich erst wieder, wenn ein Erwachsener sagt: »Das ist nicht schlimm. Das kann jedem passieren, da braucht man sich gar nicht aufzuregen. Bring es einfach wieder in Ordnung!« Nun holt das betroffene Kind einen kleinen Besen und ein Kehrblech und schiebt darauf das zerbrochene Ei. Statistisch gesehen schüttet dann ein Drittel der Kinder das Ei in den Mülleimer, zwei Drittel tun es dagegen wieder zurück in den Teig!

Unsere Trainingskinder haben gelernt, dass Fehler keine Katastrophe sind. Zu Hause liegt es in der Hand der Eltern, Vorbild zu sein, und das Kind so zu einem gelasseneren und optimistischeren Denken anzuleiten. Dies gelingt ihnen nicht nur, indem sie sich ruhig und selbstsicher verhalten. Erwachsene können als Hilfe zusätzlich in »kritischen« Situationen die eigenen Gedanken laut verbalisieren, so wie Tabeas Mutter oder Andrés Vater dies taten.

Kluge und dumme Gedanken

Jüngere Kinder sprechen auf Methoden wie positives Denken, Ablenkung oder elterliches Modell in der Regel gut an. Bei Älteren macht es Sinn, Situationen zu besprechen und zu hinterfragen.

Helge (12 Jahre) hat starke Prüfungsängste. Er befürchtet, in der Schule zu versagen. Seine Noten sind im Schnitt befriedigend und ausreichend. Helge erlebt die Klassenarbeiten als sehr belastend. Typische Gedanken sind: »Bestimmt werde ich versagen«, »Wahrscheinlich nimmt Frau S. etwas dran, das ich sowieso nicht beantworten kann!«, »Wenn ich so weitermache, werde ich die Klasse wiederholen. Das ist schrecklich!« oder »Meine Eltern werden über die vielen schlechten Noten, die ich nach Hause bringe, enttäuscht sein!« Äußert Helge einen solchen Gedanken bei seiner Mutter, versucht sie einen klugen Gedanken als Alternative anzubieten: »Helge, du schaffst das. Ich glaube an dich!« Leider zeigt die Unterstützung seiner Mutter keine Auswirkung auf ihn. Helge wirft ihr vor, sie würde seine Situation einfach nicht verstehen. Schließlich mache er doch viele Fehler und Sitzenbleiben sei einfach schrecklich!

Tatsächlich können alle Befürchtungen Helges auch eintreffen. Möglicherweise wird er versagen, vielleicht wird etwas gefragt und überprüft, das er nicht gelernt hat, und eventuell wird er sogar sitzenbleiben. Da Helge weiß, dass diese Möglichkeiten tatsächlich bestehen, wirft er seiner Mutter vor, sie wolle seine Befürchtungen einfach abtun und ihn nicht richtig verstehen.

Doch Helge unterläuft auch ein Fehler: Er überschätzt die Wahrscheinlichkeit für das Eintreten negativer Ereignisse. Helge stellt sich eine mögliche Katastrophe nach der anderen vor. Mit Hilfe des rationalen Denkens soll er nun lernen, sein Katastrophendenken aufzugeben. Prüfungssituationen und die eigenen Möglichkeiten sollen realistischer eingeschätzt werden. Helge soll dabei lernen, aufgrund von eigenen Überlegungen zu dem Schluss zu kommen, dass seine Angst übertrieben ist.

Dafür kann man den Detektivbogen (S. 107 f.) als Hilfe einsetzen. Das Kind schreibt die angstbesetzte Situation und seine eigenen Befürchtungen auf – bei Jüngeren mit Hilfe der Eltern. Anschließend versucht es, Beweise, Gegenbeweise und Alternativen für seine Befürchtungen zu finden.

Andrea (9 Jahre) wohnt etwas außerhalb der Stadt. Deshalb holt ihre Mutter sie jeden Tag von der Schule ab. Sie gerät schnell in Panik, wenn ihre Mutter sich nur um einige Minuten verspätet. Sofort fällt ihr ein, was alles Schlimmes passiert sein könnte: Vielleicht ein Unfall, ein Überfall, eine unerwartete Krankheit. Dann würde ihre Mutter bestimmt sterben und sie müsste vielleicht ins Heim. Andreas Vater setzt sich mit ihr hin, und sie gehen den Detektiv-Bogen durch.

Detektivbogen	
Wovor habe ich Angst?	*Mama könnte etwas passiert sein.*
Was denke ich in der Situation?	*Mama hatte bestimmt einen Unfall oder wurde überfallen.*
Was befürchte ich, könnte passieren?	*Sie könnte schwer verletzt oder tot sein und mich allein lassen.*
Wie wahrscheinlich sind meine Befürchtungen? (0–10)	*5*
Welche Beweise habe ich, dass meine Befürchtungen richtig sind?	*Mama ist noch nicht da, um mich abzuholen. Sie holt mich sonst immer ganz pünktlich ab.*
Wie oft ist meine Befürchtung in einer solchen Situation bereits eingetreten?	*Noch nie, meistens war sie noch beim Friseur oder einkaufen.*
Wie oft ist meine Befürchtung in einer solchen Situation *nicht* eingetreten?	*Immer.*
Wie oft ist es anderen Kindern passiert?	*Lenas Mutter hatte mal einen schlimmen Unfall.*
Welche Folgen können entstehen?	*Lenas Mutter muss vielleicht in eine Klinik und trägt einige Wochen einen Gips.*
Was könnte stattdessen passieren?	*Mama hat gar keinen Unfall und kommt gesund nach Hause.*
Wie wahrscheinlich ist es also tatsächlich, dass meine Befürchtungen eintreten? (0–100)	*10*
Was kann ich zu mir sagen, um mich zu beruhigen?	*Mama kommt mich gleich abholen, das war sonst auch immer so.*

Ängstliche Kinder und Jugendliche befürchten häufig das Schlimmste. In angstbesetzten Situationen zeigen sie oft ein Alles-oder-Nichts Denken. So können ängstliche Kinder und Jugendliche beispielsweise eine ausgeprägte Schulangst entwickeln, wenn sie mit hohen elterlichen Anforderungen konfrontiert sind, die sie nicht erfüllen können. Werden sie dann aufgerufen, ohne die Antwort zu wissen, empfinden sie es als eine extreme Katastrophe. Sie denken: »Das ist schrecklich. Das Schlimmste, was mir passieren kann!«

Die Sorgen-Zeit

Die »Sorgen-Zeit« eignet sich für Kinder, die sich häufig Sorgen machen. Zehn Minuten pro Tag ist die Sorgen-Zeit angesagt. In diesen zehn Minuten darf das Kind sich einmal richtig und bewusst Sorgen machen. Dabei kann es seine Sorgen aufschreiben, ein Bild malen oder sie auf ein Tonband sprechen. Für den Rest des Tages gilt: Jetzt ist nicht Sorgen-Zeit! Psychologen nennen dies eine paradoxe Intervention.

Man fordert ein Kind ganz bewusst auf, das zu tun, was es eigentlich nicht soll. Als verblüffender Effekt tritt häufig auf, dass die Angst kontrollierbarer erscheint. Wenn sie vorher das Kind überfiel und es sich kaum gegen seine Sorgen wehren konnte, wird sie nun ganz bewusst und intensiv angesprochen – aber nach einem bestimmten Zeitintervall wieder abgestellt. Das Kind versucht zu lernen, dass es nicht mehr von der Angst beherrscht wird, sondern dass es selbst die Angst beherrschen kann!

Man führt die Sorgen-Zeit spielerisch ein:

- Geschickt ist es, sich zusammen mit dem Kind einen Namen für die Sorgen auszudenken. Eins der ersten Kinder in meiner Beratung nannte sie »Karlo, der Angstkloß«. Ein anderes hatte vorher eine Geschichte über einen Irrwisch gehört, der nachts durch ein Schloss spukte. Daher sprach er über seine Angst als »Irrwisch«, weil sie manchmal genauso plötzlich auftauchte. Bekommt die Angst erst einmal einen Namen, kann sich das Kind leichter von ihr distanzieren. Es muss daher nicht mehr sagen: »Ich hatte wieder Angst!«, sondern es reicht, wenn es sagt: »Karlo war wieder da.« Man merkt an der veränderten Formulierung, dass etwas anders ist: Die Angst wird nicht mehr dem Kind zugeschrieben, sondern steht stattdessen für sich. Nun kann man zusammen mit dem Kind oder aber auch das Kind allein versuchen, den *Irrwisch* oder *Karlo* anzugehen.

- Die Sorgen-Zeit ist ein Ritual. Sie sollte immer ungefähr zur gleichen Tageszeit angekündigt und praktiziert werden. Dies kann zum Beispiel vor dem Abendbrot oder auch vor den Hausaufgaben usw. sein.
- Das Kind berichtet von seinen Sorgen, kann sich aber auch anders ausdrücken. Einige Kinder malen zum Beispiel gern ihre Sorgen-Monster. Besonders beliebt ist es, seine Sorgen auf einen Kassettenrekorder zu sprechen. Eine Mutter berichtete, dass ihr Sohn seine Sorgen wie ein Nachrichtensprecher spricht: »Sehr geehrte Damen und Herren, willkommen zur Sorgen-Zeit, unserem täglichen Mittagsprogramm. Morgen, Dienstag, nimmt der Bademeister den Freischwimmer ab, bei dem sich voraussichtlich wieder das gefürchtete, dreiköpfige Angst-Ungeheuer zeigen wird … In der heutigen Sendung berichten wir, wie es bekämpft wird, und am Mittwoch informieren wir sie dann, ob es besiegt wurde …«

Sportlich gegen die Angst

Dauerhafte Angst erhöht physiologisch unser Erregungsniveau. Sport schafft dabei den besten Ausgleich, die angestaute Energie wieder abzubauen. Sport ist daher eine der einfachsten und auch effektiven Methoden, Ängste zu reduzieren. Körperliche Aktivitäten, die unsere Pulsfrequenz für eine längere Zeit (am besten für mindestens zwanzig Minuten) erhöhen, sind besonders geeignet, den Erregungslevel zu senken.

Für ängstliche Kinder und Jugendliche ist eine sportliche Aktivität im Verein am günstigsten. Hier treffen sie auf andere Kinder und können Freundschaften aufbauen. Sportliche Aktivitäten sind außerdem eine gute Gelegenheit, Erfolgserlebnisse zu verzeichnen. Denn wer Tennis oder Fußball spielt, hat auch die Chance zu gewinnen.

Patrick lernt Karate. Auf jeden neuen Gürtel, den er sich verdient hat, ist er mächtig stolz. Das Training, die Erfolgserlebnisse, aber auch der Kontakt zu den anderen Kindern bauen sein Selbstwertgefühl weiter auf.

Atemübungen

Schon Kinder wissen, dass Angst zu Herzklopfen, flacher Atmung und angespannter Muskulatur führt. Durch eine beruhigende und gleichmäßige Atmung können wir uns suggerieren, dass eigentlich gar keine Bedrohung besteht.

Tiefes Ein- und Ausatmen

In einer beängstigenden Situation können wir die nervöse Reaktion unseres Körpers überlisten, in dem wir ganz bewusst entspannt atmen.

Die folgende Übung ist einfach mit Kindern durchzuführen. Sie werden dabei merken, wie sich der Körper allmählich entspannt.

Für das erste Mal legt man sich besser auf den Fußboden (auf eine weiche Unterlage). Nun atmet man tief in den Bauch hinein, sodass sich die Bauchdecke stärker wölbt als die Brust. Dann zählt man bis drei und atmet danach im Fluss wieder aus.

Beobachtet man die Atmung eines schlafenden Säuglings, entdeckt man, dass schlafende Babys tatsächlich auf diese Art und Weise atmen. Ängstliche Kinder und Jugendliche können ihre Atmung mit einem einfachen Trick trainieren.

Man legt sich für die ersten Male ein Buch auf den Bauch und beobachtet nun, wie sich das Buch bei jedem Einatmen nach oben und bei jedem Ausatmen nach unten bewegt. Anschließend legt man die eine Hand auf den Bauch und die andere auf die Brust. Bewegt sich der Bauch mehr als die Brust, erfolgt die richtige Atmung.

Am günstigsten probiert man die Atemübung einige Male selbst aus, bevor man sie Kindern zeigt. Erwachsene sollten erklären, warum die Übung hilfreich sein kann und wie sie durchgeführt wird. Jüngere Kinder haben es immer gern, wenn sie mit einer Geschichte angereichert wird. Hier ist die Fantasie gefragt. Der folgende Text dient als Beispiel, denn die schönsten Geschichten sind immer die eigenen, weil sie individuell auf das jeweilige Kind zugeschnitten sind.

»Stell dir vor, du hast einen Luftballon in deiner Lieblingsfarbe.
Du holst durch die Nase tiiieeef Luft.
Und nun pustest du den Luftballon in den Himmel.
Ganz weit fliegt er nach oben. Schau, wie er am Himmel unter den Wolken entlangfliegt. So langsam, wie der Luftballon am Himmel schwebt, atmest du tief durch die Nase ein. Dein ganzer Bauch füllt sich mit Luft. Nun nimmst du den zweiten Luftballon und pustest ihn ganz weit in den Himmel.
Schau, wie er zu dem anderen Luftballon fliegt ...«

Gelegentlich beklagen sich Kinder über Schwindelgefühle. Sie haben dann in der Regel zu schnell ein- und ausgeatmet. Jeder kennt diesen Effekt, der zum Beispiel durch das schnelle Aufpusten einer Luftmatratze entsteht. Wichtig ist also, langsam ein- und auszuatmen.

Man trainiert die Atemübung auch im Sitzen und Stehen, damit das Kind lernt, in den unterschiedlichsten Situationen ruhig und langsam zu atmen – ob es nun in der Schule sitzt, vor der Klassentür steht oder an die Tafel muss.

Neben Atemübungen können auch Entspannungsübungen Ängste abbauen. Weitere Übungen finden sich auf S. 154 ff.

Medikation

Eine durchaus häufige Art, sich mit Schul- und Prüfungsangst auseinander zu setzen, geht von anderen Prämissen aus: Das Kind wird hier nicht als faul oder desinteressiert, sondern als ein Opfer angesehen. Es ist nicht verantwortlich für schlechtes Abschneiden, auffällige Fehlzeiten und Ablehnung des Schulbesuches. Es gilt als erkrankt. Schul- und Prüfungsangst werden mit Medikation angegangen.

Eltern kommen leicht in Versuchung, ihrem Kind ein »harmloses« Mittel zu verabreichen. Sie hoffen, dass so die Angst abnimmt und es ihren Kindern in der Schule besser geht. Vor allem vor Prüfungen werden diese Mittel gern eingenommen. Längerfristig ist dies leider nicht Erfolg versprechend. Gelernt wird: Wenn es mir schlecht geht und ich Angst habe, schlucke ich einfach eine Beruhigungstablette.

In einem Buch haben wir den Scherz gefunden, dass wir heute in einer Gesellschaft leben, in der Lehrkräfte Prozac® (gegen Depressionen) und Schüler Ritalin® (dämpfendes Psychopharmakon) nehmen sollten. Jeder Scherz enthält ein Körnchen Wahrheit. In der Tat werden mehr und mehr Kinder und Jugendliche wegen Stress und Ängsten in der Schule dem Arzt vorgestellt.

Insgesamt ist eine Medikation bei Prüfungs- und Schulängsten mit Sicherheit nicht unproblematisch, weil sie kaum auf eine Veränderung des Lernverhaltens und der schulischen Situation abzielt. Die Symptomatik als Krankheit steht im Vordergrund.

Der Vollständigkeit halber seien die häufigsten Medikamente aufgelistet:

1. Selektive Serotonin-Reuptake-Inhibitoren (SSRI)

Synonym: Selektive Serotonin-Wiederaufnahmehemmer
SSRI werden am häufigsten bei Kindern und Jugendlichen gegen Prüfungsangst verschrieben. Sie werden in flüssiger Form eingesetzt und gelten schon in kleinen Dosen als erfolgreich. Die volle Wirkung wird oft erst nach Tagen oder Wochen erzielt, von daher müssen sie oft über Wochen, Monate oder länger eingenommen werden.
Als Nebenwirkung treten Schlaflosigkeit, Überempfindlichkeit, Gereiztheit, Impulsivität, Unruhe und Zappeligkeit auf.
Folgende Medikamente beruhen auf SSRI: Fluctin®, Zoloft®, Gladem®.

2. Benzodiazepine (BZ)

BZ setzt man in der Regel kurzfristig ein, um eine sofortige Wirkung zu provozieren. Sie werden oft so lange genommen, bis die SSRI zu wirken beginnen. BZ werden häufig nicht über einen langen Zeitraum verschrieben, weil sie bei höherer Dosis offensichtlich abhängig machen. Sie können Stimmungsschwankungen und impulsives Verhalten hervorrufen. Die häufigsten Nebenwirkungen sind Müdigkeit und Schläfrigkeit. Üblicherweise werden BZ mit zeitlich sehr kurzer Wirkung bevorzugt – wie z. B. Tafil®. Gelegentlich werden auch andere BZ verschrieben wie Valium®, Tavor®, Dormicum® oder Rohypnol®.

3. Trizyklische Antidepressiva (TZA)

TZA werden weniger häufig verordnet, obwohl ihre Wirkung sehr effektiv sein kann. Sie haben unangenehme Nebenwirkungen: Mundtrockenheit, Sehstörungen, Schwindel und Übelkeit. Bei höherer Dosis sind Herzbeschwerden möglich. Sie eignen sich offensichtlich besonders für den Einsatz bei Panikattacken und Agoraphobie (Angst vor großen oder sehr belebten Plätzen). Medikamente sind: Saroten®, Doxepin®, Aponal®.

4. Beta-Blocker

Beta-Blocker führen zu einer Absenkung des Blutdrucks oder Pulses, sind aber mit Nebenwirkungen wie Schwitzen und Schwindel verbunden.
Medikamente: Beloc®, Tenormin®, Nebilet®.

5. Andere Medikamente

Zentral wirksame Antihypertensiva wie Clonidin (z. B. Catapresan®) können hilfreich sein.
Ebenso beispielsweise Atarax®, das aber nur abends eingenommen werden sollte, weil es Müdigkeit provoziert.
MAO-Inhibitoren – obwohl sehr effektiv bei Ängsten – werden in der Regel Kindern nicht verschrieben, weil sie starke Nebenwirkungen und Nahrungsauflagen haben, die von Kindern nur sehr schwer beachtet werden können.

6. Medikamente mit indirekten Effekten auf Schul- und Prüfungsangst

Stimulantien wie Ritalin® oder Concerta® wirken indirekt bei Prüfungsangst, weil sie beruhigen. Sie führen zu gesteigerter Aufmerksamkeit, verringern die Impulsivität, Vergesslichkeit und Unordentlichkeit.

7. Homöopathische Medikamente

Kräuter wie Hypericum (Johanniskraut) werden seit Jahren als Antidepressiva eingesetzt.
Baldrian (Valerian®, Valdispert® etc.) ist als Beruhigungsmittel ebenfalls sehr gebräuchlich.

Aber hier, wie überhaupt,
kommt es anders, als man glaubt.
(W. BUSCH)

Klassenarbeiten und Prüfungen kündigen sich an

Der Hase unter dem Mangobaum

Vor Prüfungssituationen entsteht unter Schülern in der Regel Panik. Manche verursachen sie regelrecht. Anderen gelingt es nicht, solche Situationen gelassen anzugehen. Es entsteht der Eindruck, dass gerade die gut Vorbereiteten und Leistungsstarken besonders viel Unruhe erzeugen. Für die Ängstlicheren in einer Gruppe bedeutet dies natürlich keine große Hilfe. Sie geraten zusehends mehr und mehr unter Stress. Ihre Angst vergrößert sich. Von daher gilt als erste Regel – ungeachtet aller Ratschläge: Ruhe bewahren! Möglichst nicht übermäßig und kopflos reagieren! Nicht jedes Panik verursachende Gerücht begierig aufsaugen! Gelassenheit entwickeln!

Ein Hase legte sich einst unter einen Mangobaum, um zu schlafen. Plötzlich hörte er einen Knall. Er dachte, dass dies das Ende der Welt bedeute, und begann zu rennen.
Als die anderen Hasen ihn so eilen sahen, fragten sie: »Warum läufst du so schnell?«
Und er antwortete: »Weil die Welt untergeht!«
Als sie das hörten folgten ihm alle auf seiner Flucht.
Die Hirsche sahen die Hasen rennen und fragten:
»Warum lauft ihr denn so schnell?« Die Hasen antworteten: »Weil die Welt untergeht!«, worauf die Hirsche sich ihnen anschlossen. So eilte eine Tierart nach der anderen hinter ihnen her, bis das ganze Tierreich in eine panische Flucht verwickelt war.
Sie hätte zur Vernichtung aller Tiere geführt.

Nur eine weise alte Schildkröte ließ sich nicht von der Hektik anstecken. Als sie die Tiere in Panik dahineilen sah, fragte sie die letzte Gruppe, die sich der Flucht angeschlossen hatte, warum sie so schnell liefen. Sie antworteten: »Weil die Welt untergeht!«

»Das kann nicht wahr sein«, sagte die Schildkröte, »denn die Welt geht noch nicht zu Ende. Lasst uns herausfinden, warum alle so denken.«

Sie befragte dann eine Tierart nach der anderen und verfolgte auf diese Weise die Spur zurück bis zu den Hirschen und schließlich zu den Hasen.

Als die Hasen der Schildkröte erzählten, dass sie so eilten, weil die Welt zu Ende ginge, fragte sie, welcher Hase ihnen das erzählt habe. Sie zeigten auf denjenigen, der mit der Geschichte angefangen hatte, und die weise Schildkröte wandte sich ihm zu und sprach: »Wo warst du und was hast du gemacht, als du dachtest, die Welt ginge unter?«

Der Hase antwortete: »Ich lag unter einem Mangobaum und schlief.«

Die Schildkröte sagte zu ihm: »Du hörtest wahrscheinlich eine Mangofrucht fallen. Von dem Knall wurdest du aufgeweckt. Du dachtest, die Welt geht unter, und bekamst Angst. Lass uns zu dem Baum zurückgehen, wo du lagst, um zu sehen, ob es so war.«

Zusammen gingen sie zu dem Baum und sahen, dass in der Tat eine Mangofrucht hereingefallen war, wo der Hase gelegen hatte. So rettete die weise Schildkröte das Reich der Tiere vor der Vernichtung.

Prüfungen gehören zum Alltag

Prüfungen, Klassenarbeiten und Tests gehören zum Alltag eines jeden Kindes und eines jeden Jugendlichen. Manche gehen mit Prüfungssituationen absolut locker um. Sie scheinen sich darauf zu freuen, ihr Wissen in einem Test unter Beweis zu stellen. Andere wiederum entwickeln während Prüfungen oder schon bei dem bloßen Gedanken daran große Ängste, der Schweiß perlt ihnen von der Stirn und die Hände sind feucht, der Atem geht schneller ... Sie fühlen sich insgesamt nicht wohl. Von meiner gesamten Schulzeit sind mir die unzähligen Arbeiten noch heute in der Erinnerung ein besonderes Gräuel. Am meisten hat mich nach dem Abitur gefreut, dass ich nun endlich keine mehr zu schreiben hatte.

Daneben gibt es für Kinder und Jugendliche immer wieder auch versteckte Situationen, die nicht als Prüfungssituationen erkennbar sind und dennoch Angst auslösen und einem den Schweiß auf die Stirn treiben. So fällt es vielen schwer, durch ein voll besetztes Lokal zur Toilette zu gehen. Der Raum ist voller Menschen und man denkt, dass alle ihre Blicke auf einen richten, wenn man durch den Raum kommt. Schon eine solche Situation kann bei vielen Menschen Ängste auslösen.

Nach der Lektüre dieses Buches geht keiner begeistert und völlig ohne Angst in Prüfungen. Das wäre auch nicht sinnvoll. Ohne Angst strengt man sich weniger an, die Situation wird unterschätzt. Dementsprechend fällt dann auch die Note aus. Man wird sich daher nicht auf Prüfungen freuen, aber Denkblockaden und Angst verringern sich. Was für die Prüfung gelernt worden ist, kann auch tatsächlich eingebracht werden und selbst der Prüfer löst weniger Angst aus.

Eltern und auch Lehrkräfte betonen immer wieder, dass sie gern etwas zur Bewältigung der Angst- und Prüfungsprobleme ihrer Kinder und Jugendlichen beitragen möchten. Eltern und Erzieher sollten auf erste Signale achten. Dann lässt sich die Schulangst sehr gut bekämpfen. Was können sie also tun?

Prüfungsangst

Wer vor einer Prüfung, einem Test, einer Klassenarbeit steht, kann in unterschiedlichen Bereichen Schwierigkeiten haben und Ängste entwickeln:

1. in der Prüfungsvorbereitung,
2. in der Prüfungssituation.

Viele Eltern haben die folgende Situation schon erlebt, manche sogar mehrfach:

> Man geht spät zu Bett. Mitten in der Nacht wacht die Mutter auf und hört ein Geräusch, das zusehends lauter wird. Es ist das Weinen, Klagen und Jammern eines Kindes. Die Mutter geht in das Zimmer des Kindes und die Tochter ruft: »Mama, Mama, ich kann nicht schlafen.«
> Die Mutter setzt sich an den Bettrand und fragt: »Was ist los, Susanna?« Keine Antwort. Die Mutter fühlt die Stirn, ob das Kind Fieber hat, und versucht zu klären, ob sie Bauchschmerzen hat. Dann fragt sie nochmals: »Was ist denn los?«
> Schließlich sagt das Mädchen: »Ich muss ständig an die Klassenarbeit denken, die wir morgen schreiben. Ich kann nicht schlafen.«
> Susanna ist neun Jahre alt, sie ist eine ausgezeichnete Schülerin und hat bis jetzt keine Probleme mit Tests und Klassenarbeiten gehabt. Sie hat immer gut geschlafen und einmal im Bett, schläft sie die ganze Nacht durch.
> Die Mutter tröstet die Tochter, spricht ihr gut zu, gibt ihr noch einen Kuss, zieht die Bettdecke zurecht und geht zurück in das eigene Schlafzimmer. Sie fühlt, dass Susanna Angst vor der Klassenarbeit hat oder vielleicht Angst hat, bei der Klassenarbeit zu versagen …

Wie viele Kinder mögen wohl jede Nacht wach liegen wegen einer Klassenarbeit oder einer Prüfung, die am nächsten Tag ansteht? Leider zu viele, befürchte ich.

Wahrscheinlich wächst die Zahl der Prüfungsängstlichen sogar noch, weil zur Zeit in den Schulen die Tendenz zu beobachten ist, dass die Anzahl der Arbeiten ständig zunimmt. In jedem Fach werden schriftliche Tests verlangt – selbst in Religion. Kinder können natürlich nicht unterscheiden, dass eine Arbeit für das Fach Deutsch unter Umständen viel mehr Bedeutung hat als ein Test für das Fach Erdkunde, Biologie oder Religion. Aber in allen Fächern werden sie gezwungen, Tests zu absolvieren.

Furcht erleben und Angst entwickeln

Um Prüfungsangst besser zu verstehen, ist es wichtig, sie von der Furcht abzugrenzen.

Furcht

Ein Student aus M. hatte schon immer den Wunsch einmal eine Safari mitzumachen, um wilde Tiere zu beobachten. Er sparte sein Geld über Jahre, und schließlich fuhr er nach Südafrika in den Krüger-Nationalpark.

Jeden Tag machte er mit einer Gruppe anderer Touristen Exkursionen mit dem Jeep. Am vierten Tag der Safari hatte ihr Fahrzeug einen Motorschaden. Sie blieben mitten in der Savanne liegen und mussten stundenlang auf einen Ersatzwagen warten.

Die Gruppe hielt sich in der Nähe des Jeeps auf, suchte aber Schutz vor der Sonne in dem Schatten einiger Bäume und Büsche. Aus irgendwelchen Gründen entfernte sich der Student etwas von der Gruppe und machte einen kleinen Spaziergang.

Plötzlich hörte er ein Geräusch, das von einem Hügel in seiner Nähe kam. Dort sah er in etwa hundert Meter Entfernung einen Löwen auf dem Hügel. Dieser hatte ihn bemerkt und fing an, in seine Richtung zu laufen.

Er versuchte, »Hilfe« zu rufen, aber seine Stimme versagte. Er begann zu zittern und wusste, dass es sinnlos war, wegzulaufen. Er konnte dem Tier nicht entkommen. Vor seinem inneren Auge lief sein bisheriges Leben als Film ab. Panik ergriff ihn. Der Löwe kam näher und näher, setzte zu einem Sprung an – zwei Schüsse ertönten. Der Löwe lag tot auf dem Boden. Der Führer der Jagdgruppe hatte ihn erschossen. Der Löwe lag tot vor ihm.

Der Student brach zusammen und fiel in Ohnmacht.

Angst

Etwa ein Jahr später saß derselbe Student gemütlich im Wohnzimmer und verfolgte am Bildschirm einen Dokumentarfilm über den Krüger-Nationalpark.

Da erschien unerwartet ein Löwe auf dem Bildschirm.
Der Student begann zu zittern und zu schwitzen. Sein Herz raste und er musste die Augen schließen. Wie gelähmt konnte er nicht einmal das Gerät abzuschalten.

Unterschiede

Die Körperreaktionen zeigen sich in beiden Beispielen als sehr ähnlich. Aber die erlebte Gefahr während der Safari ist eine reale. Der Student entwickelte während der Safari eine absolut begründete Furcht. Da er nicht täglich einem Löwen begegnet, kann seine Furcht nur zeitweilig und aus aktuellem Anlass auftreten. Als er jedoch zu Hause saß, einen Film im Fernsehen sah, gab es keinen realen Grund, sich zu fürchten. Der Löwe agierte lediglich im Fernsehen und hatte nicht die geringste Möglichkeit, ihn zu verletzen, auch wenn man die Angst des Studenten beim Anschauen des Films sehr gut nachvollziehen kann, weil man um sein Erlebnis im Krüger-Nationalpark weiß. Die Angst wird also im Gegensatz zur Furcht nicht durch eine reale Gefahr, sondern durch unsere Vorstellung hervorgerufen. Sie kann unbegründet, andauernd, nahezu chronisch sein. Ihre Intensität ist häufig unverhältnismäßig.

Viele Leute entwickeln Angst vor Dingen, die sie nie erlebt haben. So mancher hat panische Angst vor Schlangen, obwohl er nie eine berührt hat oder je von einer gebissen wurde. Wer ist schon tatsächlich einmal im Fahrstuhl stecken geblieben? Dennoch trauen sich viele nicht, ihn zu betreten. Manche dieser Ängste bereiten uns große Probleme im täglichen Leben. Sie schränken uns ein in dem, was wir tun wollen. Realen Schlangen und Löwen aus dem Weg zu gehen gestaltet sich oft viel einfacher als Ängste vor Klassenarbeiten, Tests und Prüfungen in der Schule zu vermeiden.

Zusammenfassend kann man sagen: Furcht ist etwas Aktuelles, aber Zeitweiliges. Eine Person, die Furcht empfindet, weiß meist auch, warum. Die Reaktion auf die Furcht entspricht in der Regel der wahrgenommenen Bedrohung. Ist die Bedrohung vorüber, ist auch die Furcht vorüber. Angst dagegen wird durch entsprechende Gedanken ausgelöst. Sie ist die Antwort auf eine vorgestellte Bedrohung. Der Grund für das Angstgefühl ist oft nicht bekannt. Die Intensität der Angstreaktion entspricht in der Regel nicht der Bedrohung.

Unterschiedliche Ängste

Ängste sind Antworten auf vorgestellte Bedrohungen. Es kann aber auch gut sein, dass die Ursachen für die Angst dem Betroffenen gar nicht bewusst sind. Angst ist von daher ein eher allgemeines Gefühl. Und so ist auch die Intensität der Angst nicht unbedingt proportional zur Bedrohung. Angst ist nichts, was gelegentlich passiert und eine Reaktion auf ein bestimmtes Ereignis darstellt, sondern sie ist latent immer vorhanden. Angst spielt in unserem Leben eine große Rolle. Wir empfinden viele Ängste, wahrscheinlich viel mehr Ängste als unsere Vorfahren. Wir kennen finanzielle Ängste, Ängste um den Arbeitsplatz, Beziehungsängste, Ängste um die Gesundheit usw.

Ängste werden in der Regel auch an Kinder weitergegeben. Sie verhalten sich auch in der Schule zusehends ängstlicher, wenn sie immer wieder mit dem Modell Angst konfrontiert werden. Es ist nicht von ungefähr, dass Prüfungsangst sehr stark damit zusammenhängt, dass ständig gefordert wird, in der Schule und im Alltag gute, bessere und mehr Leistungen zu erbringen.

Angeboren oder anerzogen?

Werden Kinder schon mit Prüfungsangst geboren? Wie ist es mit der Angst vor Schlangen, vor hohen oder niedrigen Räumen oder wie mit der Angst, frei vor einer Gruppe zu sprechen?

Wissenschaftler gehen davon aus, dass die Veranlagung, ängstlich zu sein, zu einem gewissen Maß etwas Angeborenes oder Vererbtes ist. Aber unabhängig davon, welche Disposition vorliegt, haben Erwachsene doch einen großen Einfluss darauf, ob Kinder Prüfungsangst entwickeln oder nicht. Ihre Intensität kann von Eltern und Lehrkräften durchaus beeinflusst werden.

Aber auch der Einzelne selbst beeinflusst die Prüfungsangst. Es ist entscheidend, ob er sich selbst etwas zutraut oder ob er nur wenig oder kein Vertrauen in die eigenen Fähigkeiten hat. Wie steht es um sein Selbstvertrauen? Wie stellt sich der Umgang mit den eigenen Gefühlen dar? Gelingt es bei Aufkommen der Angst, sich auch wieder zu beruhigen? Neigt man dazu, jedes kleine Ereignis als Drama zu erleben, oder ist man in der Lage, gelassen auf Probleme zu reagieren?

Natürlich wird die Angst auch durch die Umgebung beeinflusst. Einmal durch die Schule selbst, durch die Lehrer und durch ihren Umgang mit Prüfungsangst. So gibt es Lehrkräfte, die versuchen, Prüfungsängstlichkeit zu mindern, während man bei anderen fast den Eindruck hat, dass es ihnen Vergnügen bereitet, Kindern Angst zu machen. Aber auch Eltern haben Einfluss auf Angst. Üben sie Leistungsdruck aus? Zeigen sie Verständnis? Einfluss nimmt ebenfalls die Peergroup, das heißt die gleichaltrigen Freundinnen und Freunde. Ihre Bewertung ist oft so bedeutsam, dass auch das eigene Verhältnis zur Prüfung hierüber definiert wird. Auf die tieferen Ursachen der Prüfungsangst wird weiter unten noch ausführlicher eingegangen (S. 125 ff.).

Ohne Prüfungsangst

Zu Recht fragt sich mancher, ob man ohne Prüfungsangst bessere Ergebnisse in Klassenarbeiten, Prüfungen etc. erzielt. Schon der Volksmund sagt nicht umsonst: »Angst macht dumm.« Zu viel Angst ist also für Prüfungsergebnisse keinesfalls förderlich. Zu wenig Angst bedeutet aber ebenfalls, dass die Prüfungsergebnisse nicht gut ausfallen.

Entwickelt sich zu viel Angst, besteht die Gefahr, dass der Prüfling blockiert. Das bedeutet, dass ihm überhaupt nichts einfällt, obwohl er gelernt hat. Dieser Blackout kann sich steigern, bis man nicht einmal mehr den eigenen Namen aufsagen kann. Schert man sich dagegen überhaupt nicht um das Ergebnis der Prüfung, erbringt man oft auch keine gute Leistung. Ich kann mich noch daran entsinnen, dass während meiner Examensprüfungen in

Psychologie eine ganze Reihe von Studenten Valium nahmen, um sich nicht zu sehr in der Prüfung aufzuregen und ihren Angstlevel zu senken. Das Valium bewirkte bei einigen, dass sie überhaupt keine Prüfungsangst mehr hatten. Das führte schließlich dazu, dass ihnen völlig egal wurde, welches Ergebnis sie erzielten. Alles schien ihnen gleichgültig zu sein. Sie machten sich eher über ihre Kommilitonen lustig, die versuchten, in den Prüfungen möglichst gut abzuschneiden. Beide Extreme erbringen Ungünstiges für den Verlauf von Prüfungen.

Ein mittlerer Angstlevel dagegen erweist sich als besonders günstig. Bei diesem entwickelt man keine Blockaden, nimmt es nicht zu leicht, setzt aber so viel Energie frei, um ein möglichst gutes Resultat zu erzielen und das gelernte Wissen optimal einzusetzen. Hier kann Angst sogar durchaus förderlich sein. Physiologisch betrachtet gibt es dann einen Adrenalinschub. Dieses Gefühl kennen Sportler, Schauspieler, Musiker etc. – jeder im Grunde genommen, der sich auf einen besonderen Einsatz vorbereitet. So bedeutet etwas Angespanntheit, solange sie nicht überhand nimmt, zunächst einmal nichts Schlechtes, weil sie uns motiviert und unsere gesamte Energie auf ein erfolgreiches Bearbeiten und Abschneiden zentriert.

Unterschiedliche Ausprägungsgrade von Prüfungsangst

Man kann unterschiedliche Ausprägungsgrade von Prüfungsangst folgendermaßen beschreiben:

1. *geringe Angst:* Prüfungsvorbereitungen werden nicht wichtig genommen, in die Vorbereitung und Wiederholung wird wenig Zeit investiert, sie bleiben oberflächlich. Das Testergebnis insgesamt ist dem Prüfling eher gleichgültig.
2. *mittlerer Angstlevel:* Die Vorbereitung auf die Prüfung orientiert sich am Prüfungsstoff. Sie ist angemessen: nicht zu kurz und oberflächlich, aber auch nicht zu umfangreich. Der Prüfungsstoff wird gründlich und ausreichend wiederholt. Das Ergebnis der Prüfung wird als bedeutsam und wichtig akzeptiert.

3. Bei *hoher Prüfungsangst* wird die Prüfung in der Regel sehr umfangreich, ausführlich und schon wochenlang vorher vorbereitet. Man beschäftigt sich ständig mit dem Test. Man verbringt sehr viel Zeit damit, die Prüfung vorzubereiten. Die Zeit entspricht nicht der Menge des zu lernenden Stoffes. Der Stoff wird nahezu überlernt, das Testergebnis überbewertet. Die Vorbereitung verläuft bei vielen jedoch eher ineffektiv.
   Eine andere Gruppe von prüfungsängstlichen Schülern vermeidet dagegen das Lernen weitestgehend. Auch sie beschäftigen sich gedanklich viel mit der Prüfung, fangen mit der Vorbereitung jedoch gar nicht an oder unterbrechen sie immer wieder. Für diese Gruppe stellt eine etwas schlechtere Note eine Katastrophe dar und eine gute Note wird ebenfalls für völlig unwahrscheinlich gehalten.

Auswirkungen von Prüfungsangst

Die Auswirkungen von Prüfungsangst sind ganz unterschiedlich:

- Prüfungsangst verringert die Motivation und Fähigkeit von Kindern und Jugendlichen, sich ausreichend auf eine Prüfung vorzubereiten.
- Prüfungsangst beeinflusst sehr stark mündliche Prüfungen, aber auch Tests und Klassenarbeiten werden mit weniger Erfolg bearbeitet.
- Prüfungsangst führt zu schlechten Arbeitsergebnissen. Sie entsprechen nicht dem, was ein Kind oder Jugendlicher wirklich weiß.
- Durch Prüfungsangst verringert sich ständig das Selbstvertrauen, was mit negativen Erfahrungen einhergeht. Dies wiederum führt dazu, dass Prüfungen, Tests und Klassenarbeiten erfolgloser bearbeitet werden.

Vor allem jüngere Kinder zeigen bei Prüfungsangst eher mehr körperliche Symptome: Schwitzen, »taube« Hände, Magenschmerzen, Kopfschmerzen, Kälte- oder Hitzegefühl, Durchfall, Schlafstörungen …

Einige Ursachen

Es gibt viele mögliche Ursachen für Prüfungsangst, und in den wenigsten Fällen kann man sie auf eine einzige zurückführen. Grob zusammengefasst können Ursachen beim Kind bzw. Jugendlichen selbst, dem Erziehungsstil der Eltern, den Freunden des Kindes oder Jugendlichen und schließlich der Schule liegen.

Ursachen beim Kind oder Jugendlichen

Prüfungsangst ruft man auch selbst hervor. Wer sich nicht auf einen Prüfungsstoff vorbereitet hat, entwickelt zwangsläufig Angst. Kinder und Jugendliche, die im Unterricht nicht aufpassen, den Unterrichtsstoff nicht verstanden haben, ihre Mitschriften nicht durchgearbeitet haben, nicht üben, nichts nachschlagen, sich kaum informieren etc., sind hier betroffen.

> Manchmal gebe ich Schülern der Mittelstufe Nachhilfeunterricht in Latein. Sie beherrschen in der Regel die Grammatik nicht und können nicht systematisch übersetzen. Dies erlernen sie in absehbarer Zeit. Trotzdem kommen sie auf keinen grünen Zweig, weil sie kaum Vokabeln können. Es sind Schüler darunter, die so gut wie gar keine Vokabeln beherrschen, weil sie nie welche gelernt haben. Leider.

Das Ergebnis der vorausgegangenen Klassenarbeiten spielt ebenfalls eine Rolle: Gute Leistungen haben hier genauso Einfluss wie schlechte.

Schließlich ist der Einfluss des eigenen Selbstvertrauens nicht zu unterschätzen. Kinder unterscheiden bereits sehr früh, was sie gut können und was ihnen schwer fällt. Sie sagen zum Beispiel: »Ich kann gut lesen«, »Ich kann gut turnen« oder: »Ich bin ganz schwach in Mathe.« Was kann passieren? Sie sind dann tatsächlich schwach in Mathematik und schreiben hier schlechte Klassenarbeiten. Wenn man sich selbst nichts zutraut, ist es auch nicht verwunderlich, wenn die Ergebnisse in diesen Prüfungsarbeiten schlecht sind. Dazu gehören auch Kinder und Jugendliche, die sich andauernd sorgen und ständig darüber sinnieren, welche Note sie wohl erreichen werden.

Ursachen bei der Peergroup

Auch die Peergroup kann Prüfungsangst auslösen. Zum einen kann der Prüfling zu einer Gruppe von sehr leistungsorientierten und strebsamen Schülern gehören, die unter Umständen Druck ausüben. Hier wird ein gutes Abschneiden erwartet und vorausgesetzt. Aber auch das Gegenteil ist möglich: Die Peers vertreten die Auffassung, dass Klassenarbeiten etc. eher unwichtig sind. Es gilt als »ätzend«, wenn jemand lernt, und »cool«, wenn er es darauf ankommen lässt und nichts tut.

Björn ist ein guter Schüler in der Klasse 8. Vieles interessiert ihn. Er lernt gern und es fällt ihm leicht. Er versteht schnell und kann sich auch den Stoff der einzelnen Fächer gut merken. Er schreibt häufig gute bis sehr gute Noten. Bei seinen Alterskameraden gilt er als »Streber« und »Weichei«. Die anderen machen sich lustig über ihn und hänseln ihn in der Pause. Björn hat sich ernsthaft vorgenommen, jetzt auch einmal ein paar schlechte Noten zu schreiben, damit er wieder mehr Ansehen unter den Gleichaltrigen gewinnt …

Prüfungsangst kann also auch durch Klassenkameradinnen und -kameraden vergrößert werden. Einstellung und Kommentare anderer Kinder und vor allem Jugendlicher haben eindeutig einen großen Einfluss:

»Unsere Klassenarbeit morgen macht mich schon heute verrückt.«
»Ich habe dieselbe Arbeit schon letztes Jahr geschrieben. Man kann nicht für sie lernen, sie ist viel zu schwer.«
»Du weißt, wenn ich in Mathe eine Fünf schreibe, muss ich am Ende des Schuljahres wahrscheinlich von der Schule.«

So unterhalten sich Kinder untereinander, ihre Aussagen verstärken die Prüfungsangst. Manche machen von daher schon vorher viel Panik – berechtigt oder unberechtigt. Ihre Tests müssen gar nicht so schlecht sein. Diese Gruppe ist für andere wenig hilfreich, weil sie provozieren, dass sich Prüfungsangst bei anderen vergrößert.

Prüfungsangst kann aber auch durch die Botschaften anderer Kinder verringert werden:

»Wir haben die ganze letzte Woche gelernt. Das reicht. Wir haben genug getan.«
»Mein Bruder hat mir erzählt, dass der Test nicht so schwer war, als er ihn letztes Jahr geschrieben hat.«
»Also, wenn wir die Prüfung jetzt nicht schaffen, müssen wir sie eben wiederholen. Das geht auch.«

Bei den Aussagen oder Meinungen selbst ist also wichtig, ob sie positiv, unterstützend und Angst reduzierend sind. In Bezug auf ihre Bedeutsamkeit spielt das soziale Ansehen der Alterskameraden eine Rolle. Die Aussagen mancher Kinder haben bei den anderen einen großen Stellenwert – andere nicht. Dies hängt viel mit der Akzeptanz und dem Verhältnis untereinander in der Klasse zusammen.

Als René in die Klasse 8 kam, wurde er mit Hallo begrüßt. Einige hatten schon von ihm gehört. René – obwohl sitzen geblieben – gab sofort den Ton an. Seine Späße fanden viele Bewunderer. René machte keine Hausaufgaben, übte nicht für Klassenarbeiten, lernte keine Vokabeln und störte viel im Unterricht. Seine »Fans« imitierten ihn. Schon die erste Mathearbeit fiel katastrophal für die Mehrzahl der Klasse aus und auch die Englischarbeit war nicht besser. Nach drei Monaten waren schon einige versetzungsgefährdet.
Ein Teil der Schüler hatte immer mehr Probleme mit den Arbeiten. Sie waren nervös, konnten sich nur schlecht konzentrieren und litten. Einige änderten ziemlich schnell ihr Verhalten und begannen wieder, Hausaufgaben zu machen, zu lernen etc. Die Klassenarbeiten wurden besser und das Halbjahreszeugnis konnte sich sehen lassen. René selbst fuhr fort, Unsinn zu machen. Am Schluss des Jahres blieb er zum zweiten Mal in Folge sitzen und musste die Schule verlassen.

Der Einfluss der Erwachsenen ist sehr gering. Die Eltern versuchen oft einzugreifen, indem sie regeln wollen, mit welchen Kindern das eigene Kind verkehrt, neben wem es sitzt, mit wem es lernt etc. Meist erweisen sich solche Interventionen als nicht sehr hilfreich. Kinder regeln ihren Umgang mit anderen selbst. Sie ziehen selbst Konsequenzen und versuchen täglich, mit ihrer Angst vor Prüfungen umzugehen.

Ursachen bei den Eltern

Wenn Eltern ständig über Schulleistungen reden, nur gute Noten erwarten, alle Prüfungen unangemessen wichtig nehmen, provozieren sie Prüfungsangst. Beobachten sie Prüfungsangst bei ihrem Kind, haben sie einerseits das Gefühl, dass irgendetwas mit ihm nicht stimmt. Andererseits kommen sie aber auch oft zu der Auffassung, dass ihr Kind faul und/oder desinteressiert sei. Sie versuchen zu intervenieren, indem sie ihr Kind zu mehr Arbeit anhalten – oft durch unterschiedliche Strafen: kein Fernsehen, keine Computerspiele, bevor die Hausaufgaben beendet sind, oder: »Du kannst mit deinen Freunden nur ins Schwimmbad, wenn du die Hausaufgaben gemacht hast«, »Kein neues Fahrrad, wenn du nicht anfängst, in der Schule besser zu werden« etc. Sie sind der festen Überzeugung, diese Strategie sei hilfreich. Sie lieben ihre Kinder und sehen es als Teil ihrer elterlichen Verantwortlichkeit an, das Kind zum Lernen zu zwingen – vor allem dann, wenn es sich nicht auf dem »richtigen« Weg befindet. Eltern denken oft, Strafen seien notwendig, um ihr Kind aktiver werden zu lassen. Das Erstaunliche dabei ist, es funktioniert tatsächlich – zumindest eine Zeit lang, aber kaum über einen längeren Zeitraum oder sogar auf Dauer.

Als Schulpsychologe arbeite ich in einer sehr ländlichen Gegend, und häufig stellen mir Eltern eines ihrer Kinder mit der Frage vor: »Kann er nicht oder will er nicht?« Komme ich zu dem Ergebnis, dass er schon könnte, dann gibt es ein Donnerwetter, Sanktionen und meistens die wenig hilfreiche Devise: »Setz dich hinters Buch und lern!«

Die Schüler fragen sich dann, was sie lernen sollen: Wenn man in einem Fach schlecht ist, versteht man den Inhalt des begleitenden Schulbuches auch nicht mehr.

Erwartungen an die Schule

Im Grunde genommen erwarten wir von der Schule, dass sie für das Lernen auch eine geeignete Umgebung schafft. Auch dies gehört zur Prävention von Prüfungsangst. Der Klassenraum sollte freundlich ausgestaltet sein, das Schulgelände so beschaffen und die Aufenthaltsräume für die Schüler so möbliert sein, dass man sich in den Pausen gern dort aufhält. Die vielen Schulen, die ich gesehen habe, haben mich in der großen Mehrzahl sehr enttäuscht. Sie sind spartanisch, wenig großzügig ausgestattet und kaum an den Bedürfnissen der Schüler orientiert. Es ist erstaunlich, dass Kinder sich hier einen ganzen Tag aufhalten können, ohne größere Schäden zu erleiden. Nur wenige Schulen haben ein Ambiente, das Stress eher abzubauen scheint. Besonders bedrückend sind meine Beobachtungen, dass Lernbehinderte, erziehungsschwierige Kinder noch schlechtere Bedingungen in ihrer schulischen Umgebung haben, weil ihre Schulen noch einen Grad hässlicher sind als die anderer Kinder.

Zusätzlich erwarten Eltern, dass Unterrichtsklima und Lehrplan auf die Bedürfnisse von Kindern und Jugendlichen Rücksicht nehmen und dass sensibel mit Problemen umgegangen wird. Die Interaktion zwischen Lehrkraft und Schülern erfolgt – so hoffen sie – mit Empathie.

Natürlich stellen Eltern an das Fachwissen der Lehrkräfte Anforderungen: Gute Methodiker, Didaktiker, souverän im Stoff und ausreichend psychologisch geschult sollen sie sein, um mit Prüfungsängstlichen umgehen zu können.

Günstige äußere Bedingungen und überlegte Lernkonzepte können also Prüfungsstress mindern. Und die Schule bemüht sich auch mehr und mehr.

Erwartungen an die Lehrkräfte

Die Phase vor der Prüfung ist immer die längste. Und gleichgültig welchen Einfluss Eltern, Gleichaltrige, Schule etc. auf diese Phase nehmen, die entscheidende Rolle spielen hier die Lehrkräfte.

Verantwortungsbereiche von Lehrkräften
1. Ausreichende Vorbereitung der bevorstehenden Prüfung. 2. Vermittlung des Inhalts, der abgeprüft wird, und Aufarbeitung der Probleme, die Schüler in einzelnen Bereichen haben. 3. Unterricht, in dem gute Zusammenfassungen und Lernhilfen gegeben werden. 4. Durchführung von Prüfungen zur Probe.

Manchmal erweist es sich in Klassen als wichtig, Prüfungsangst mit Hilfe kleiner informeller Fragebögen zu erfassen (siehe S. 131). Sie zeigen der Lehrkraft, wer unter Umständen Hilfe braucht und ob vielleicht Maßnahmen für die ganze Klasse ergriffen werden sollten. Dies können Gespräche, Übungen zum Umgang mit Prüfungsangst oder der Einsatz bestimmter Techniken sein.

Das gute Abschneiden bei einer Prüfung beginnt damit, dass die Stoffvermittlung im Unterricht inhaltlich, methodisch und didaktisch stimmt. Aufgrund der Lernprobleme vieler Kinder ist es hier unerlässlich, dass der Stoff unterschiedlich dargeboten wird und die Kinder differenziert unterrichtet werden – je nach ihren Bedürfnissen, damit sie Prüfungssituationen gelassen entgegensehen können.

Ankündigung der Klassenarbeit oder Prüfung

In der Schule selbst trifft man häufig auf Lehrkräfte, die über die Prüfungen, Tests und Klassenarbeiten versuchen, Disziplin in die Klasse zu bringen. Sie provozieren vor Prüfungen, Klassenarbeiten und Tests einen solchen Leistungsdruck, dass kaum akzeptable Ergebnisse erzielt werden. Manche scheinen sogar eine solche Situation zu genießen. Glücklicherweise bemüht sich jedoch die

Die Klassenarbeit

Name: ____________________ **Vorname:** ____________________

1. **Wenn meine Lehrerin / mein Lehrer eine Klassenarbeit ankündigt, denke ich**

____

____

Dabei fühle ich ____

2. **Auf Klassenarbeiten bereite ich mich folgendermaßen vor:**

____

____

3. **Sorgen macht**

____

____

4. **Die Nacht vor der Klassenarbeit**

____

____

5. **An dem Tag, an dem die Klassenarbeit geschrieben wird, versuche ich**

____

____

6. **Nach dem Test denke ich**

____

____

Abb. 3: Beispiel informeller Fragebogen: Die Klassenarbeit

große Mehrzahl, Prüfungssituationen zu entkrampfen, Stress abzubauen und Angst zu mindern.

Schon der Ankündigung von Arbeiten und Prüfungen kommt eine besondere Bedeutung zu. Dabei ergeben sich folgende Fragen:

Ankündigung einer Klassenarbeit
1. Wie kündige ich die nächste Klassenarbeit an?
2. Was sage ich über die Bedeutung der Arbeit?
3. Welche Aussagen mache ich zur Benotung?
4. Wie kommentiere ich erfolgreiches und schwaches Abschneiden?

So haben zwei Kolleginnen eine Vergleichsarbeit auf ganz unterschiedliche Art und Weise angekündigt:

Kollegin 1:
»Im Mai schreiben alle Klassen eurer Jahrgangsstufe eine Vergleichsarbeit in Deutsch. Es ist eine sehr wichtige Arbeit, weil sie im Schulamt vorgelegt werden muss. In dem Test könnt ihr unter Beweis stellen, was ihr wisst.
Thema, Inhalt und Dauer der Arbeit beraten alle Deutschlehrer der Jahrgangsstufen und konzipieren die Arbeit gemeinsam.
Alle Deutschlehrer der Klasse 7 möchten, dass ihr in dem Test gut abschneidet. Ich werde euch deshalb in den nächsten drei Monaten auf diesen Test vorbereiten. Wir werden den Lernstoff und Beispiele bearbeiten, die in ähnlicher Form in dem Test vorkommen werden. Und wie ihr ja wisst: Übung macht den Meister. So werdet ihr mit Sicherheit erfolgreich abschneiden. Macht euch keine Sorgen. Es wird schon alles gut laufen. Wenn jemand die Arbeit tatsächlich schlecht schreiben sollte, werde ich dann genau erklären, welche Fehler gemacht wurden.
Wenn es noch Fragen gibt, lasst es mich wissen.
Auf dem nächsten Elternabend wird der Stufenleiter mit den Eltern über die Vergleichsarbeit sprechen. Die Eltern werden dann entsprechende Informationen erhalten, sodass sie wissen, was auf sie zukommt.
Hat jemand von euch noch irgendwelche Fragen hierzu?«

Kollegin 2:
»Wir haben in den letzten Jahren auf ganz unterschiedliche Art und Weise den Stoff für unseren Deutschunterricht erarbeitet. Wir haben Referate gehalten, Gruppenarbeit gemacht, Projekte entworfen, Übungsblätter benutzt und Ähnliches.
Die Deutschlehrer aller Klassen 7 möchten nun gern einmal messen beziehungsweise prüfen, was wir gelernt haben, und werden eine Vergleichsarbeit entwerfen, die allen Schülern gleichzeitig vorgelegt wird.
Wir haben das in den vergangenen Jahren auch schon getan und ich kann euch versichern, dass eigentlich alle Schüler gut oder zufriedenstellend abgeschnitten haben. Obwohl es sich hier um eine ganz besondere Klassenarbeit handelt, bin ich überzeugt, dass jeder sein Wissen erfolgreich einbringen kann.
Damit ihr ganz sicher seid, werden wir in den nächsten Wochen Beispiele so einüben, wie sie in der Arbeit dann in ähnlicher Form vorkommen.
Wenn ihr Fragen habt, wendet euch immer sofort an mich. Manchmal machen die Schüler anderer Klassen ungerechtfertigte Panik. Lasst euch deshalb nicht »verrückt« machen, sondern wendet euch an mich, wenn etwas nicht klar zu sein scheint.
Ihr seid alle in Deutsch sehr bemüht und arbeitet sehr gut mit, deshalb bin ich mir sicher, dass ihr gut abschneiden werdet und euer Wissen auch in dieser Form unter Beweis stellen könnt.
Manchmal macht man sich vor Klassenarbeiten Sorgen und hat auch ein wenig Angst. Das ist ganz normal. Selbst wenn ihr nicht ganz so gut abschneiden solltet, werden wir eine Lösung und einen Weg finden, wie es weitergeht.«

Bei der Ankündigung der Kollegin 1 handelt es ich um eine eher formale, korrekte Ankündigung einer Vergleichsarbeit. Sie enthält kaum positive Botschaften. Die Kollegin kündigt an, aber macht gleichzeitig wenig Mut. Sie vermittelt auch nicht die Sicherheit, dass die Vergleichsarbeit von der Mehrheit der Klasse problemlos bewältigt werden kann. Dabei bemüht sich Kollegin 1 darum, sich positiv und unterstützend auszudrücken. Aber das Beispiel zeigt, wie schwierig es ist, positive Botschaften zu formulieren.

Ankündigung einer Vergleichsarbeit	
Positive Botschaften	**Weniger positive Botschaften**
Man kann einen Lernstoff auf unterschiedlichste Art und Weise erarbeiten und lernen.	Dieser Test wird zeigen, was ihr wisst.
Wir werden uns durch viele Beispiele vorbereiten. Ihr könnt euch sicher fühlen.	Üben garantiert den Erfolg.
Bemüht euch, euer Wissen einzubringen. Ich bin überzeugt, dass euch dies gelingt.	Bemüht euch, das ist das, was jeder tun sollte.
Lasst mich wissen, wenn es zu der Vergleichsarbeit Fragen gibt oder andere Schüler beunruhigende Aussagen machen.	Wenn ihr Fragen habt, lasst es mich wissen.
Es ist ganz normal, dass man sich Gedanken um eine Prüfung macht und dass man auch ein bisschen Angst hat.	Macht euch keine Sorgen, alles wird schon in Ordnung kommen.
Wenn ihr nicht so gut abschneiden solltet, werden wir eine Lösung und einen Weg finden, wie es weitergeht.	Wenn jemand die Arbeit tatsächlich schlecht schreibt, werden wir die Fehler genau analysieren.

»Kriminalrat Obermoos rät …«

Vor vielen Jahren brachte der Hessische Rundfunk eine Sendereihe mit kurzen Kriminalhörspielen. Im Mittelpunkt dieser Hörspiele stand ein Kriminalrat Obermoos. Immer wenn er an einen Tatort gerufen und mit einem Verbrechen konfrontiert wurde, fragte er: *Wo* geschah's? *Wann* geschah's? *Wie* geschah's? *Warum* geschah's?

Jeder Schüler sollte sich beim Üben an der Vorgehensweise von Kriminalrat Obermoos orientieren und so trainieren. Er macht sich Gedanken zu folgenden Fragen:

Wo lerne ich? – zu Hause in meinem Zimmer, im Bett, in der Bücherei der Schule, bei Freunden …

Wann bereite ich mich vor? – nachmittags zwischen 2 und 3, abends, am nächsten Wochenende, vor der Schule …

Wie arbeite ich? – allein, mit meinem Freund, in einer Gruppe, mit den Eltern …

Warum mache ich mir die Mühe? – Eigenantrieb, Gewohnheit, Ansehen vor den Freunden, Interesse, Lehrkraft, Eltern, ohne besondere Gründe …

Ohne Mitschrift geht es nicht

Das Schlagwort »Methodentraining« ist in aller Munde. Lehrkräfte propagieren es, und dennoch setzen viele Schüler entsprechende Methoden kaum um. Einfachste Dinge scheinen sie nicht zu beherrschen. So sind sie häufig nicht in der Lage, entsprechende Notizen zum Unterricht zu machen und Zusammenfassungen des Lernstoffes zu erstellen. Sind die schriftlichen Notizen dürftig und wenig aussagekräftig, wird auch die Vorbereitung auf die Klassenarbeit entsprechend ausfallen.
Beim Mitschreiben ist zu beachten:

1. Abkürzungen benutzen. Manchmal hat man große Schwierigkeiten mitzuschreiben, weil das Unterrichtstempo sehr schnell ist. Von daher können entsprechende Abkürzungen die Mitschrift erleichtern. Es müssen nicht immer Abkürzungen sein, es können auch Teile von Wörtern sein.

   Im Rahmen unserer therapeutischen Arbeit schreiben wir oft wörtlich mit, was Kinder zu einer Zeichnung erzählen. Sie sprechen oft so schnell, dass man auf Abkürzungen angewiesen ist – wie: »Ich als Rosenbusch« = IaR, »Blüten und Blätter« = »Blü + Blä«. Wichtig ist, dass trotz Abkürzung die entsprechenden Wörter assoziiert werden.

2. Auf Schlüsselwörter achten. Manchmal benutzen Lehrer im Unterricht wichtige Schlüsselwörter. Oft kann man sie bei-

spielsweise daran erkennen, dass die Lehrkraft »erstens, zweitens, drittens« etc. benutzt.
3. Das Tafelbild beachten und übernehmen.
4. Auch Stimmführung, Mimik und Gestik geben Hinweise.
5. Die Mitschrift zu einer Stunde sollte aufgearbeitet werden. Manchmal muss sie ergänzt werden, meistens aber ist vor allem auf Leserlichkeit zu achten. Viele Schüler fertigen ihre Notizen so unleserlich an, dass sie selbst nicht danach lernen können.

Lehrkräfte können beim Mitschreiben behilflich sein, indem sie Folgendes berücksichtigen:
1. Die Zielsetzung der Unterrichtsstunde sollte zu Beginn genau angegeben werden.

   Beispiel: »Heute werden wir in der Deutschstunde die vier grammatischen Fälle behandeln. Dabei werden wir die lateinischen Begriffe einführen und als Hilfe werde ich euch auch entsprechende Fragewörter vorgeben und Strategien, wie ihr die entsprechenden Fälle ermitteln könnt.«

2. Der Unterrichtsstoff wird in kleinere Einheiten aufgeteilt.

   Bei dem Beispiel »Behandlung der vier Fälle« handelt es sich folgerichtig um vier Abschnitte: Erster Fall, zweiter Fall, dritter Fall, vierter Fall.

3. Ein übersichtliches Tafelbild verdeutlicht den Unterrichtsinhalt.
4. Wichtige Aussagen müssen auf jeden Fall wiederholt und immer wieder durch Beispiele verdeutlicht werden.
5. So häufig wie möglich den Unterrichtsstoff visualisieren und unterschiedliche Medien einsetzen (Overhead, Beamer etc.).

   Beim Beispiel Grammatik handelt es sich um einen Stoff, der von Schülern als eher langweilig empfunden wird. Einmal habe ich in der Klasse 5 die vier Fälle mit Laptop, Beamer und einer Power

Point Präsentation eingeführt. Allein die Wahl des technischen Mediums hat hohes Interesse ausgelöst. Jeder wollte gern Beispielsätze eintippen und diese graphisch anschaulich machen. Nach Behandlung der vier Fälle war ein sehr übersichtliches Tafelbild entstanden, das die Schüler mit Hilfe von Power Point erstellt hatten. Ein Schüler hat freiwillig die Präsentation zu Hause überarbeitet und jedem eine CD zur Verfügung gestellt. Ein anderer Schüler fragte am Schluss: »Können wir denn nicht in der nächsten Stunde auch mal eine Einführung in Power Point machen?«

Lernkartei

Die Lernkartei gehört zu den erfolgreichsten Methoden, um Lernstoff dauerhaft abzuspeichern. Sie lässt sich nahezu universell einsetzen. Ihr liegt die Idee zugrunde, dass nur das gelernt werden soll, was noch nicht verankert ist. Während man beispielsweise in einem Diktat auch eine Fülle von Wörtern mit einem Kind übt, die es eigentlich schon kann und nicht mehr schreiben muss, trainiert man hier mit der Lernkartei gezielt die Lücken. Sie ist für jedes Fach einsetzbar, sowohl zu Hause als auch im Unterricht.

Mit der Lernkartei werden Wissensinhalte systematisch wiederholt, bis das Kind sie beherrscht. Man kann sie etwa ab Klasse 3 einsetzen.

Einer der Hauptvorteile besteht darin, dass man mit der Lernkartei eigenständig arbeiten kann.

Sie eignet sich besonders gut für das Erlernen von Vokabeln in allen Fremdsprachen, für das Üben deutscher Rechtschreibung – aber auch für das Erarbeiten eines Wissensgebietes.

Vorderseite	Rückseite
Wie heißt die Hauptstadt von England?	London

- Der zu erlernende Stoff wird auf eine Karteikarte (Format DIN-A 6 oder DIN-A 7) geschrieben. Auf die Vorderseite schreibt man die Frage bzw. Aufgabe und auf die Rückseite die Antwort, die Lösung. Die Karteikarte kommt nun in den Lernkarteikasten. Dieser enthält fünf Fächer in zunehmender Tiefe (siehe S. 139). Sobald sich im ersten Fach ein paar Karten angesammelt haben, beginnt das Wiederholen.
- Das Kind nimmt eine Karte heraus, liest die Frage und sagt oder schreibt die Antwort. Jetzt wird die Karte umgedreht und kontrolliert, ob die Antwort richtig ist. Stimmt sie, wandert die Karte ins zweite Fach. Stimmt die Antwort nicht, bleibt sie im ersten Fach.
  Am nächsten Tag werden wiederum neue Karten angelegt. Beherrscht man sie, wandern sie in das zweite Fach. Die alten Karten aus dem zweiten Fach werden wiederholt. Werden sie gekonnt, kommen sie in das dritte Fach. Werden sie am nächsten Tag wiederum beherrscht, gelangen sie in das vierte Fach.
  Dabei gilt folgende Regel: Gekonnte Karten wandern ein Fach weiter; nicht gekonnte Karten wandern wieder ins erste Fach – ganz gleich in welchem sie sich vorher befanden.
- So werden Tag für Tag die Karten der einzelnen Fächer wiederholt, bis sie in das fünfte Fach gelangen. Jede Karte macht auf diese Weise mindestens fünf Wiederholungen durch. Wird sie im fünften Fach richtig beantwortet, kann sie herausgelegt werden. Sie ist mit großer Wahrscheinlichkeit im Langzeitgedächtnis abrufbar gespeichert.

Als Katharina zu uns in die Sprechstunde kommt, besucht sie die 2. Klasse und hat erhebliche Schwierigkeiten in Deutsch. Das Lesen geht schon ganz gut, aber mit dem Schreiben gibt es große Probleme. Aus der anfangs so begeisterten Schülerin ist ein völlig verängstigtes Kind geworden. Beim Schreiben verweigert sich Katharina immer häufiger.
Da die Defizite immer größer werden, empfehlen wir zur Unterstützung die Lernkartei in Verbindung mit einem Punkteplan (siehe S. 80 ff.). Der Punkteplan soll Katharina zusätzlich motivieren. Die

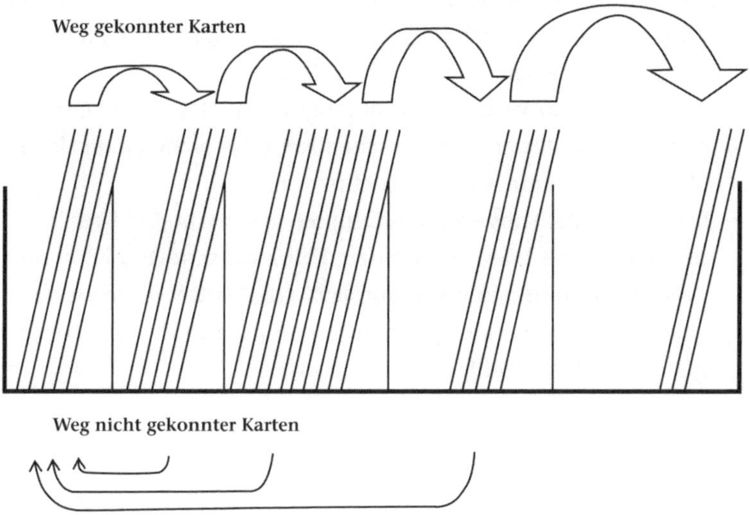

Abb. 4: Die Lernkartei, Querschnitt

Mutter nimmt den Vorschlag an und bespricht die Lernkartei mit ihrer Tochter. Diese willigt sofort ein.
Katharinas Mutter geht dabei folgendermaßen vor:

- Nach dem Sprechstundentermin setzt sie sich zusammen mit ihrer Tochter an den Schreibtisch. Beide nehmen Katharinas Deutschheft und einen Stoß Karteikarten zur Hand. Alle schwierigen Wörter des Schultages schreibt die Mutter einzeln auf eine Karteikarte.

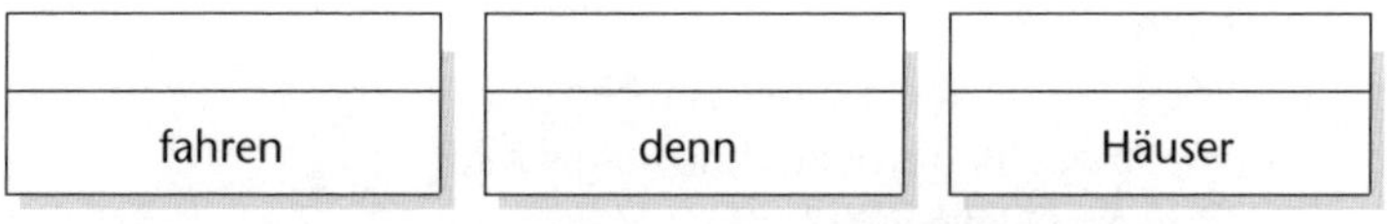

- Die Mutter zeigt Katharina das Wort und diktiert es dann. Kann Katharina es schon richtig schreiben, erhält sie einen Punkt und die Karte wandert in das erste Fach der Lernkartei. Insgesamt übt sie drei Wörter. Katharina ist ganz begeistert und hat alle Wörter auf Anhieb richtig geschrieben. Sie nennt der Mutter von sich aus ein viertes Wort, das man auch auswählen könnte.
- Am nächsten Tag nimmt die Mutter die Karteikarten, die sich von gestern im ersten Fach befinden. Sie diktiert die einzelnen Wörter. Katharina schreibt alle richtig. Sie wandern in das dritte Fach.

- So geht es weiter, bis sich nach mehreren Tagen ziemlich viele Wörter im fünften Fach befinden. Katharina hat sie alle mehrmals richtig geschrieben.
- Jetzt hat sie so viele Punkte angesammelt, dass sie die Punkte gegen einen kleinen Preis tauschen kann. Sie wählt einen kleinen Stoffbären, der ihr neues Kuscheltier wird.
- Die Mutter stellt aus allen Wörtern, die sich im fünften Fach befinden, ein kleines Diktat zusammen. Katharina schreibt die meisten Wörter richtig und ist ganz glücklich – die Mutter übrigens auch. Beide gehen noch am gleichen Nachmittag in die Eisdiele und genießen ein riesiges Eis.

Lesen von Texten und Büchern

Lesetipps	
Bevor man einen Text oder ein Buch liest, verschafft man sich einen *Überblick:*	
Text	**Buch**
– Aus welchem Buch stammt der Text?	– Welche Auflage des Buches liegt mir vor? Die neueste? Eine überarbeitete?

- Wer ist der Autor? Weiß ich etwas über ihn? Muss ich mich informieren?
- Wann wurde der Text geschrieben?
- Wie ist das Inhaltsverzeichnis aufgebaut?
- Ist es ein Quellentext?
- Haben die einzelnen Kapitel am Ende eine Zusammenfassung?
- Sind praktische Beispiele in besonderer Weise kenntlich gemacht?
- Bringt mir das Buch / der Text die Informationen, die ich suche?
- Gibt es ein Literaturverzeichnis? Wenn ja – existieren noch andere für mich aktuelle Fachbücher/Texte?

Jetzt folgt das eigentliche *Lesen:*

- Bei kürzeren Texten liest man zunächst einmal über den Text, bevor eine genaue zweite Lektüre folgt. Dabei hat es sich nicht bewährt und ist auch keine Zeitersparnis, über das kleiner Gedruckte hinweg zu lesen. Es enthält oft ganz wichtige Informationen wie Beispiele, genauere Erklärungen und theoretische Ansätze.
- Bei Büchern liest man zunächst ein Kapitel
- Wichtige Textpassagen *unterstreicht* man – keinesfalls den ganzen Text. Die Unterstreichungen sollten nicht mehr als 20 Prozent eines Kapitels ausmachen.

- Man markiert: Definitionen, wichtige Beispiele, Kritik, wichtige Aussagen, Widersprüche, Formeln, wichtige Namen und Daten, kurze Zusammenfassungen theoretischer Ansätze.
- Man fasst den unterstrichenen Text zusammen und überträgt ihn auf Karteikarten. Man beschreibt die Karteikarte nur einseitig und gibt ihr eine Überschrift.
- Zu den einzelnen Karteikarten formuliert man *Fragen und eigene Anmerkungen,* die auf der leeren Seite stehen.
- Man liest sich nun die Fragen oder Überschriften durch und wiederholt den Stoff der Kartei. Man sagt sich die Antwort laut vor, damit man sicherer in den Formulierungen wird, und überprüft anhand der Karte, ob die Ausführungen sachlich richtig sind. Manchmal ist es hilfreich, sich einen zweiten Satz von Karten anzufertigen, die nur die Fragen und/oder Überschriften enthalten, um zu überprüfen, ob die Antworten schon im Gedächtnis eingeprägt sind.

Vorderseite	Rückseite
	Mendel'sche Gesetze
Wie heißen die drei Mendel'schen Gesetze?	1. Uniformitätsgesetz 2. Spaltungsgesetz 3. Neukombinationsgesetz

Übung macht den Meister?

Wer Autofahren oder Klavierspielen lernt, profitiert von ständiger Übung. Es bringt aber oft wenig, einen Prüfungsstoff mechanisch zu wiederholen. Es gibt viele Schüler, die einen Prüfungsstoff immer wieder durchlesen und auch wiederholen und doch in Arbeiten wenig davon profitieren. Wie schon erwähnt hören viele zu Hause als Ratschlag: »Setz dich hinters Buch und lern!« Das Sitzen hinter dem Buch nützt aber noch nichts, wenn man den Stoff nicht verstanden hat oder ihn nicht wiedergeben kann. Er muss also in bestimmter Weise wiederholt werden:

- Text lesen, unter Umständen zweimal,
- dann aus dem Kopf den Inhalt wiedergeben (sich laut vorsprechen, ohne auf den Text oder in das Buch zu schauen),
- überprüfen, ob das Wiederholte korrekt ist, Fehler korrigieren,
- Vorgang in Zeitabständen (nach einer Stunde, nach einem Tag usw.) – unter Umständen mit der Lernkartei – wiederholen.

Der Einfluss der Eltern

Alle Fachleute sind sich einig, dass Eltern wichtigen Einfluss auf die Prüfungsangst eines Kindes haben. Schon bei kleinen Kindern können Eltern Prüfungsangst vergrößern oder mindern. Es kommt darauf an, wie früh sie welchen Leistungsdruck ausüben. Wenn es das Wichtigste in der Familie ist, wie viele Fehler ein Kind im 1. Schuljahr im Diktat macht, ist es nicht verwunderlich, wenn dieses Kind spätere Prüfungen überbewerten wird. Jüngere Kinder orientieren sich an der Einstellung der Eltern. Sie akzeptieren deren Normen und versuchen, den elterlichen Anforderungen gerecht zu werden.

Erst später in der Pubertät orientieren sich Jugendliche an der Gruppe der Gleichaltrigen und deren Einstellung zu Prüfungen, Tests und zum Lernen. Manchmal gelingt es ihnen dann schon zu erkennen, dass sie für sich selbst lernen und nicht für andere. Meist aber entwickelt sich diese Einsicht erst sehr viel später.

Das Selbstbewusstsein eines Kindes entsteht in der Regel auch dadurch, wie stolz seine Eltern auf es sind. Gelingt es, dem Kind zu vermitteln, dass seine Eltern mit vielen Dingen einverstanden sind, dass sie viele Fähigkeiten des Kindes schätzen und dass eine Klassenarbeit nicht das Wichtigste im Leben ist, kann das Kind weitgehende Selbstständigkeit und ein hohes Selbstwertgefühl entwickeln. Es fällt ihm dadurch leichter, mit Prüfungen umzugehen und sie zu bewältigen.

Wenn den Eltern Prüfungen zwar selbst wichtig sind, aber sie vieles andere nebenher auch als bedeutsam und entscheidend einstufen, vermitteln sie dem Kind die Fähigkeit, mit unterschiedlich schwierigen Situationen adäquat umzugehen. Nicht immer gelingt dies.

Etienne kennen wir schon seit dem 1. Schuljahr. Er hatte nie Probleme mit seiner Lehrerin und kam ganz gut mit. Von seiner Begabung her war er durchschnittlich – nicht besser, aber auch nicht schlechter. Schon sehr früh legte seine Mutter viel Wert auf die Noten in Diktaten, Tests und Zeugnissen. Hatte Etienne einmal eine Arbeit »verhauen«, war es eine Katastrophe. Sie schleppte ihn zu allen möglichen Therapien und nahm alle möglichen Hilfsmittel in Anspruch. Etienne selbst wurde immer unsicherer und traute sich bald nichts mehr zu. Das Lernen klappte nur mit seiner Mutter zusammen. Diese entwickelte selbst in den Ferien Arbeitspläne, was in den einzelnen Fächern zu lernen war. Ihr Sohn lernte bald, Vermeidungsstrategien zu entwickeln. Wo er konnte, entzog er sich. Selbstständig arbeiten konnte er nicht. In der Mittelstufe des Gymnasiums schließlich »probte er den Aufstand« und verweigerte alles. Er war nicht mehr bereit, irgendwelche Aufgaben zusammen mit seiner Mutter zu erledigen. Sie versuchte alles – im Guten, aber auch mit Strenge. Es nützte nichts. Schließlich resignierte sie und ließ ihn gewähren – mit dem Kommentar: »Er wird schon sehen, was herauskommt, und die Schule gegen die Wand fahren.« In der Tat scheiterte Etienne. Auch ein Schulwechsel in ein anderes Gymnasium brachte keine Verbesserung.

Vor einigen Jahren haben wir Eltern gefilmt, wie sie mit ihren Kindern Hausaufgaben machen. Dabei ging es vor allem um die Gruppen der flüchtig arbeitenden, aber auch der trödelnden Schüler. Als Kontrollgruppe wurden 25 Mädchen gefilmt, die ihre Hausaufgaben problemlos allein erledigten und nicht die geringsten Probleme im Bereich der Konzentration zeigten. Bei ihnen war auffällig, dass sie besonders viel Wert darauf legten, selbstständig zu arbeiten. Sie ließen sich von ihren Eltern nicht helfen, es sei denn, sie baten von sich aus um Hilfestellung. Es waren durchgängig Schülerinnen, die gewohnt waren, Probleme zunächst allein anzugehen. Sie forderten Hilfe ein, wenn es ihnen notwendig schien. Ihre Prüfungsangst hielt sich in Grenzen. Die Resultate ihrer Klassenarbeiten waren gut. Bei der Überprüfung der Intelligenz zeigte sich, dass sie keineswegs intelligenter waren als die flüchtig oder langsam arbeitenden Schüler. Sie unterschieden sich in Folgendem: früher gefördert, selbstständiger trainiert und selbstbewusster erzogen.

Was Eltern tun können

Natürlich ist auch der Einfluss der Eltern gerade vor der Prüfung groß. Ganz gleich wie alt das Kind oder der Jugendliche ist, man sollte nicht unterschätzen, welche Bedeutung die Botschaften der Eltern haben. Sie sind selten hilfreich und verringern in den wenigsten Fällen die Angst vor Klassenarbeiten:

1. Du solltest lieber für die Mathematikarbeit in der nächsten Woche lernen, ich habe mir sagen lassen, dass sie schwer wird.
2. Nächste Woche schreibt ihr die letzte Lateinarbeit. Im letzten Jahr hat dein Bruder sie total verhauen, weil er nicht gelernt hat. Beinahe hätte er das Latinum verspielt.
3. Du weißt, Englisch ist nicht dein Lieblingsfach und liegt dir auch nicht übermäßig. Also steck deinen Kopf in die Bücher.
4. Du solltest besser für die Deutscharbeit lernen, du weißt genau, dass du die letzte versiebt hast.

Auch wenn Eltern mit ihren Aussagen vielleicht Recht haben, so sind ihre Botschaften doch negativ.

Es empfiehlt sich – statt kritische Bemerkungen zu machen –, eher Fragen zu stellen. Fragen wirken weniger kritisch, provozieren kaum und ermöglichen eher einen Dialog:

1. Weißt du, welches Stoffgebiet in der nächsten Mathearbeit drankommt? Bist du schon genügend vorbereitet oder brauchst du noch Hilfe?
2. Das Latinum ist am Schluss der Jahrgangsstufe 11 sehr wichtig. Weißt du, dass man es für manche Studiengänge nachweisen muss? Wie kannst du dich vorbereiten, auch wenn es nicht dein Lieblingsfach ist?
3. Machst du dir Sorgen um die Arbeit, die ihr in vierzehn Tagen schreiben werdet?
4. Fühlst du dich sicher?

Eltern scheinen ständig aufzufordern, für Prüfungen zu lernen. Aber sie neigen dazu, stets nur in allgemeiner Form zu raten, mehr zu lernen.

Elternhilfe im Vorfeld

Heute zeigen Eltern häufig die Neigung, den Schulen viele Pflichten zu übertragen, die eigentlich Aufgabe der Eltern sind. Schulen ersetzen Eltern nicht und können auch nicht deren Funktion übernehmen – sie wollen das auch gar nicht. Die Schule mag dem Kind helfen, wie es seine Prüfungsangst überwindet, aber aus der Praxis wissen wir, dass die Überwindung der Prüfungsangst genauso stark mit der Unterstützung der Eltern zusammenhängt.

1. Sie sollten wissen, wann ein Test oder eine Klassenarbeit geschrieben wird, um unterstützend eingreifen zu können. Sie müssen ein Minimum an Informationen haben:
   - Wann wird die Klassenarbeit/der Test geschrieben?
   - In welchem Fach?
   - Welches Stoffgebiet wird abgeprüft?

Wenn Kinder und Jugendliche diese drei Fragen nicht beantworten können, müssen die Erwachsenen zumindest bei Kindern versuchen, die Informationen über andere Quellen zu erhalten. Egal, wie.

Kinder haben zu lernen und zu erfahren, dass ihr Erfolg in Klassenarbeiten auch damit zusammenhängt, dass sie sich selbst engagieren. Ihr Engagement fängt damit an, dass sie die oben genannten Fakten kennen.

2. Fragen Sie Ihr Kind vor einer Klassenarbeit, wie es sich vor der Klassenarbeit/dem Test fühlt. Oft behaupten Kinder, dass sie keine Angst haben. Unter Umständen drücken sie die Angst aber anders aus. So sagen sie beispielsweise:
   »Klassenarbeiten vermassele ich immer. Sie liegen mir nicht!« oder:
   »In der Arbeit kommt bestimmt nicht das vor, was wir in der Schule durchgenommen haben.« Oder:
   »Ich hasse Tests, weil ich sie nicht verstehe und nicht richtig durchblicke.« Oder:
   »Ob ich lerne oder nicht, ist egal. Es ist eine Zeitverschwendung, überhaupt für Arbeiten zu lernen.«
   Wichtig ist, bei diesen Äußerungen herauszufinden, was das Kind wirklich sagen will.
   Sagt es: »Ich versage immer in Klassenarbeiten«, ist es wichtig, die bisherigen Klassenarbeiten und Tests zu analysieren, um sich einen Überblick zu verschaffen, ob das tatsächlich der Fall ist.
   Wenn es meint: »In der Arbeit kommt bestimmt nicht das vor, was wir durchgenommen haben«, handelt es sich oft um eine Schutzbehauptung. Es liegt die Vermutung nahe, dass es nicht genügend aufgepasst hat. Es versteht den durchgenommenen Stoff nicht und fragt auch nicht nach. Bei vielen folgt, wenn sie eine Fünf geschrieben haben, als erstes die Begründung: »Der Lehrer hat den Stoff nicht richtig erklärt.« In der Regel aber fragt es auch nicht nach, wenn es den Stoff nicht versteht.
3. Beschwert sich ein Kind: »Ich hasse Klassenarbeiten und Tests, man kann sie kaum gut schreiben«, ist dies ebenfalls ein Hinweis darauf, dass der Unterrichtsstoff generell nicht ver-

standen wurde. Die Aussage deutet aber auch auf starke Prüfungsangst hin.

4. Weiß Ihr Kind die Klassenarbeitstermine im Voraus, richten Sie einen Kalender ein, den Sie offen auslegen, und markieren dort alle Daten, an denen Arbeiten stattfinden. So schaffen Sie einen Überblick und Ihr Kind kann rechtzeitig mit der Prüfungsvorbereitung beginnen. Rechtzeitig bedeutet dabei fünf bis sieben Tage vor der Arbeit mit dem intensiveren Üben anzufangen.
5. Man muss sich immer wieder verdeutlichen, dass es kein Patentrezept gegen Prüfungsängstlichkeit gibt. Eltern probieren am besten aus, was ihrem Kind hilft. Eine Vorgehensweise führt bei dem einen zum Erfolg – bei dem anderen nicht. Unterschiedliches auszuprobieren ergibt sich als Konsequenz, wobei eine gute Vorbereitung immer noch als das beste Gegenmittel gegen Prüfungsängstlichkeit gilt.
6. Bestimmte grundsätzliche Strategien erleichtern das Schreiben von Prüfungsarbeiten. Sie helfen vor allem, planvoll vorzugehen. Dabei gibt es Empfehlungen, die immer wiederkehren, allgemeingültiger Art sind und doch aus der Praxis entstanden sind und viel Wahrheit enthalten. Schon meine Großmutter hat empfohlen, vor Prüfungen stets tief Luft zu holen. Zwar kannte sie die physiologischen Zusammenhänge nicht und wusste genauso wenig über die Auswirkungen der Anreicherung des Blutes mit Sauerstoff, aber sie hat erfahren, dass man durch mehrmaliges tiefes Ein- und Ausatmen zur Ruhe kommt.
   Mein Großvater dagegen übermittelte die folgende Strategie an seine Enkelkinder: »Bevor du eine Klassenarbeit beginnst, entscheidest du zwischen:
   - Antworten, die du weißt,
   - Antworten, von denen du glaubst, dass du sie weißt, und
   - Antworten, die du nicht weißt.

   Natürlich beginnst du mit Aufgabenstellungen, die du definitiv weißt, dann kommen die, von denen du glaubst, dass du sie weißt und dann erst die, die du nicht beherrschst.«

Ist mein Kind faul?

Immer wieder vermuten Eltern, dass ihr Kind faul oder unmotiviert ist. Es erledigt seine Hausaufgaben nicht, lernt keine Vokabeln und bereitet sich schlampig auf Prüfungen vor. Um zu erreichen, dass es mehr arbeitet, sprechen Eltern häufig Verbote aus. Eltern sprechen diese Verbote aus, um dem Kind zu helfen. Viele wollen gar nicht unbedingt bestrafen. Auch sie lieben ihre Kinder, aber sie denken, dass es zu ihrer Verantwortung gehört, das Kind auf diese Weise zu begrenzen. Sie sind der Auffassung, dass Eltern auf Faulheit ihrer Kinder unbedingt reagieren müssen. Die Engländer kennen die Redewendung: »Show him the guns.« Im Deutschen würden wir eher sagen: »Jetzt werden andere Saiten aufgezogen«, oder: »Jetzt herrscht ein anderer Wind.«

Eltern verwenden also Strafreize, um das Kind zur Arbeit anzuhalten. Eine solche Taktik funktioniert kurzfristig, selten aber langfristig. Eine solche Methode kann letztlich dazu führen, dass dem Kind alles gleichgültig wird und es anfängt, jegliche Anstrengung zu vermeiden. Es ist nicht mehr bereit, Leistungen zu erbringen. Der Umgangston wird rauer, Drohungen werden ausgesprochen, bis sie völlig sinnlos werden. Das Abschneiden in Arbeiten und Prüfungen bedeutet dem Kind nichts oder es verhält sich nervös, arbeitet flüchtig, reagiert panisch und erreicht kein zufriedenstellendes Ergebnis. Die Angst vor der Prüfung wird größer – bis hin zu Panikattacken.

Auch überforderte Kinder und Jugendliche reagieren in Prüfungssituationen häufig sehr ängstlich. Manchmal scheinen Eltern nur sehr ungern zu akzeptieren, dass ihr Kind schwerer lernt als andere. Häufig ist es schwächer begabt und kann vielleicht gerade noch ausreichende Leistungen erzielen. Seine Eltern erwarten aber mehr, üben Druck aus und provozieren so entsprechende Angst:

Martins Mutter ruft uns aufgeregt an. Sie schildert uns, dass er vor Klassenarbeiten schlecht schlafe, keine Ruhe habe und ständig über Bauchweh klage. Am liebsten würde er gar nicht in die Schule gehen, obwohl er doch gerade erst ins 2. Schuljahr gekommen sei.

Sie berichtet, dass seine Lehrerin ihn ständig ermahne und sie den Verdacht habe, sie könne ihn nicht leiden. Bei einer testpsychologischen Untersuchung stellt sich heraus, dass es Martin sehr schwer fällt zu lernen. Er braucht für die Lösung von Aufgaben sehr lange. Aufgrund der unterschiedlichen Testverfahren kommen wir zu dem Ergebnis, dass Martin eigentlich ein lernbehindertes Kind mit einer geringeren Begabung als andere Kinder ist. Wir teilen der Mutter das Ergebnis mit. Sie weint. Wir versuchen ihr klar zu machen, dass Martin – auch wenn er schwer lernt – doch ein sympathisches und nettes Kind ist. Sie fragt, ob er vielleicht ADS habe oder sogar eine Legasthenie …

Ein Jahr später treffen wir Martin auf dem Schulhof. Er rennt auf uns zu und teilt uns ganz aufgeregt mit, dass er jetzt schon lesen könne. Er hat das Schuljahr wiederholt und noch einmal alle Buchstaben durchgenommen. Bei Tests schneidet er jetzt zufriedenstellend ab. Die Bauchschmerzen sind verschwunden. Durch Zufall treffen wir seine Mutter am selben Tag. Sie berichtet uns, dass Martin die Diagnose ADS habe und dass sie in Kürze mit der Verabreichung des Medikaments beginnen wolle. Martins Mutter sucht nach einer Erklärung für das schwächere Abschneiden ihres Kindes, dabei scheint die Prüfungsangst sekundär zu sein.

Manche Eltern neigen dazu, Lehrkräfte für Prüfungsangst und Versagen ihrer Kinder verantwortlich zu machen – gelegentlich nicht unbegründet. So kann es sein, dass sie eine Lehrkraft für inkompetent, wenig einfühlsam halten oder ihr vorwerfen, überhöhte Ansprüche zu stellen, die Ängste auslösen. Manchmal haben sie Recht. Hier Veränderungen zu erzielen gestaltet sich als außerordentlich schwierig.

Es gibt aber durchaus Schüler, die tatsächlich faul sind. Auch sie reagieren unter Umständen in Klassenarbeiten und Prüfungen hochgradig ängstlich. Ihre Angst ist berechtigt: Sie haben nicht gelernt, ihre Vorbereitung ist schlecht. Es ist wenig wahrscheinlich, dass sie ein gutes Resultat erzielen.

Angst fürchtet sich vor Taten.

(M. HINRICH)

Klassenarbeiten und Prüfungen überstehen

Eine Prüfung kann als Test, Klassenarbeit etc. nur wenige Stunden dauern, sie kann sich aber zum Abschluss einer Schulausbildung über mehrere Tage erstrecken. Prüfungsängstliche Kinder und Jugendliche zeigen Probleme in unterschiedlichen Bereichen, die in enger Beziehung zueinander stehen:

- körperliche Reaktionen,
- Gefühlsschwankungen,
- kognitive Reaktionen.

Körperliche Reaktionen

Körperliche Reaktionen verspürt der Prüfling selbst, aber auch andere können sie in der Regel beobachten.

- **Körpertemperatur**

Bei Prüfungsangst verändert sich die Körpertemperatur. Viele beginnen zu schwitzen. Aber die Körpertemperatur kann auch sinken. Kinder berichten häufig, dass sie bei Klassenarbeiten frieren. Ihre Hände fühlen sich dann klamm an.

- **Atmung**

Die Atmung kann bis zum Hyperventilieren gehen. Das Atmen ist ein ganz kritischer Faktor, weil bei Hyperventilation dem Gehirn nicht genügend Sauerstoff zugeführt wird. Aber auch sehr flaches und schnelleres Atmen erweist sich aus demselben Grund als ungünstig.

- **Muskeln**

Meistens handelt es sich um Muskelversteifungen, um Muskelschmerzen in unterschiedlichen Körperregionen: Schultern-, Nacken- und Rückenschmerzen etc. werden besonders häufig beschrieben. Im wahrsten Sinne des Wortes können Prüflingen aber auch die Knie »weich« werden.

- **Bauch**

Unterleibsreaktionen finden sich häufig bei Kindern. Sie berichten über Magenbeschwerden. Es ist für sie so, als ob sie Schmetterlinge im Bauch hätten.

- **Kopfschmerzen und Reaktionen der Sinnesorgane**

Kopfschmerzen treten häufig auf. Schwindelgefühle kommen vor. Beim Sehen verschwimmen die Bilder.

- **Herz-Kreislaufstörungen**

Herzrhythmusstörungen, Anstieg des Blutdrucks treten zusammen mit Angstgefühlen auf. Manche haben auch »ein Kloß im Hals«.

- **Andere Körperreaktionen**

Typisch sind Hautausschläge. Die Essgewohnheiten verändern sich: Entweder isst der Prüfling zu wenig oder zu viel. Schlafstörungen, Angstträume, hoher Alkoholverbrauch, vermehrtes Rauchen und entsprechende Drogen sind nicht ungewöhnlich.

- **Stimmungsschwankungen**

Besonders Jugendliche zeigen auffällige Stimmungsschwankungen: Jemand, der normalerweise gesprächig und umgänglich ist, verhält sich außerordentlich schweigsam. Kontaktfreudige und in ihrem Freundeskreis beliebte Jugendliche kapseln sich plötzlich ab.

Gefühlsschwankungen

- **Emotional labil**

Manche prüfungsängstliche Jugendliche – aber auch Kinder – weinen häufig und geben an, dass sie mit dem Weinen gar nicht mehr aufhören können. Sie reagieren auf alles extrem empfindlich. Andere entwickeln Panikgefühle. Bei der Prüfung oder in der Klassenarbeit lesen sie die erste Aufgabe und können sie nicht mit Sicherheit lösen. Jetzt gehen sie die anderen Aufgabenstellungen durch, und Panik ergreift sie, weil sie das Gefühl bekommen, der Arbeit überhaupt nicht gewachsen zu sein.

Kognitive Reaktionen

- **Irrationale Gedanken**

Die Prüflinge entwickeln Gedanken und Vorstellungen, die mit der Realität überhaupt nicht übereinstimmen und negative Gefühle auslösen. Hierzu gehört auch die Angst vor dem Versagen.

- **Vergesslichkeit, Erinnerungslücken, Konzentrationsstörungen**

Manche berichten, dass sie plötzlich in der Prüfung oder der Klassenarbeit eine »Blockade« haben: Nichts fällt ihnen mehr ein, keine Lösung ist möglich, so, als hätten sie nicht gelernt. Sie können ihr Wissen nicht aktivieren.

In unserer Sprechstunde haben wir eine ganze Reihe von Schülerinnen und Schülern kennen gelernt, in deren Familie die Mutter oder der Vater so viel Prüfungsangst und Prüfungsdruck verbreitete, dass es nicht verwunderlich war, wenn die Jugendlichen gestresst reagierten. In einer Familie wurden die Klassenarbeiten schon in den Sommerferien thematisiert. Zu diesem Zeitpunkt stand noch gar nicht fest, wer die entsprechenden Fächer in der Klasse des Kindes unterrichten sollte, aber die Mutter legte schon fest, welche Vorübungen für die jeweiligen Prüfungen gemacht werden sollten.

Wer sich nicht selbst helfen will,
dem kann niemand helfen.
(J.H. PESTALOZZI)

Wie man Prüfungsangst verringert

Cool bleiben

Die Klasse 6 schreibt heute eine Mathematikarbeit. Alle sitzen gespannt auf ihren Plätzen. Im Klassenraum wird es stiller und stiller. Spannung liegt in der Luft. Jeder spürt sie. Einige Schüler unterhalten sich, doch sie sprechen leise, und ihre Stimmen wirken gedämpft. Niemand lacht. Die Tür öffnet sich, und Herr M., der Mathematiklehrer, betritt den Raum. Er begrüßt die Klasse und lässt die Arbeitshefte verteilen. Danach kommentiert er mit wichtiger Miene die Aufgabenstellung. Susanne sitzt in der zweiten Reihe. Sie fühlt sich hilflos. Sie weiß nicht, was sie nun tun könnte. Es geht ihr schlecht, sie schwitzt, und alles verschwimmt ihr vor den Augen. Wie soll sie beginnen?

Vorgehen bei einer Klassenarbeit:

1. Aufgabenstellung genau durchlesen, Schlüsselwörter farbig unterstreichen.
2. Die komplette Arbeit lesen. Mit den einfachen Aufgabenstellungen beginnen und die schwierigeren oder momentan scheinbar unlösbaren zurückstellen.
3. Auf die Zeit achten und auch während der Arbeit ein gewisses Zeitmanagement betreiben. Zu Beginn der Arbeit nehmen sich die meisten zu wenig Zeit, um die Arbeit für sich selbst zu konzipieren und zu überlegen, was zu tun ist. So fangen viele Schüler bei Aufsätzen sofort an zu schreiben, statt in Stichworten zunächst festzulegen, worüber sie schreiben wollen. Gut ist, wer schon eine Gliederung machen kann. Auf jeden Fall die Arbeit noch einmal überprüfen und, sofern die Zeit reicht, zur Kontrolle noch einmal lesen.

4. Bei aufkommender Angst einige kurze Entspannungsübungen machen.

Mission possible

1. Bei bestimmten Körperreaktionen (Schwitzen, Hyperventilation, Herzrasen etc.) helfen Atemübungen, eventuell eine kurze progressive Muskelrelaxation oder Bewegungsübungen.
2. Bei emotionalen Problemen wie starken Stimmungsschwankungen oder Angst vor Prüfungssituationen helfen kurze Entspannungsübungen und Suggestionen.
3. Bei übertriebenen Sorgen und unrealistischen Vorstellungen, Blockaden und unkonzentriertem Verhalten wirken Atemübungen und vielleicht ein kurzes positives Selbstgespräch. Bei Blockaden haben vor allem Atemübungen nach einigen Sekunden eine gute Wirkung.

Atemübungen

Prüfungssituationen lassen Kinder und Jugendliche nicht selten fast »atemlos« werden. Sie atmen hektisch und hastig ein, sie halten den Atem »fest« und wollen ihn nicht loslassen. Menschen geraten schnell außer Atem. Unter Umständen hyperventilieren sie sogar. In Belastungssituationen wie Klassenarbeiten und Prüfungen wird durch verkürztes und verkrampftes Einatmen dem Organismus zu wenig Sauerstoff zugeführt. Man nimmt an, dass der Mensch überhaupt nur 50 Prozent des Sauerstoffs einatmet, den seine volle Lungenkapazität gestattet. Jeder Energieaufwand im Gehirn braucht Sauerstoff. Durch bewusstes und richtiges Atmen nimmt der Mensch mehr Sauerstoff auf und verfügt so über mehr Kraft und Energie. Man spricht nicht umsonst von »einem langen Atem« und meint damit mehr Ausdauer und Geduld.

Wer richtig atmet, kann sich aus seinem Stress herausatmen. Richtiges Atmen erfolgt nicht nur in den Brustkorb, sondern vor allem auch in den Bauch. Der wichtigste und größte Atemmuskel ist das Zwerchfell. Es liegt horizontal zwischen Bauch und Brustraum. Bei der so genannten Bauchatmung senkt sich das Zwerchfell tief in den Bauchraum hinein. Der Brustkorb weitet sich. Die Lunge kann sich nun unter dem einfließenden Sauerstoff gut ausdehnen. Bauchatmung ist Tiefatmung. Bei der Brustatmung dagegen senkt sich das Zwerchfell nur flach in den Bauchraum hinein. Die Lunge hat weniger Freiraum und nimmt dadurch weniger Luft auf.

Atemübungen sind im Prinzip unabhängig von Zeit und Raum. Man kann sie sogar in Anwesenheit anderer mit geschlossenen oder offenen Augen machen. Bevor man mit den eigentlichen Atemübungen beginnt, müssen einige Voraussetzungen erfüllt sein. Auch in der Prüfungssituation gilt die Devise: Nichts erzwingen wollen, sondern »geschehen« lassen. Das bringt Ruhe und Konzentration mit sich. Bei allen Atemübungen atmet man in der Regel durch die Nase ein und aus. Durch den Mund ist die Atmung erheblich flacher. Man nimmt sich grundsätzlich Zeit, setzt sich nicht unter Erfolgszwang, hat Geduld und nochmals Geduld.

Für Kinder

- **Müder Hund**

Stell dir vor, du bist ein müder Hund. Du öffnest deinen Mund ganz weit, und weil du ein Hund bist, brauchst du dir auch nicht die Hand vor den Mund halten. Du atmest tief in Brust und Bauch hinein. Beim Ausatmen hechelst du »ah, ah, ah, ah« –
bis keine Luft mehr in der Lunge ist.
Wiederhole die Übung mehrmals und sei ein müder Hund, der gähnt, seine Gesichtsmuskeln dehnt und hechelnd wieder ausatmet. Nach der Übung strecke die Arme, atme noch einmal tief ein und aus und lockere Schultern und Arme.

- **Hummel-Summen**

Atme tief in Bauch und Brust hinein. Halte die Luft ein wenig an und atme dann langsam aus und summe dabei wie eine Hummel, bis du keinen Atem mehr hast.

- **Eisblumen auftauen**

Stell dir vor, du stehst im Winter am Fenster. Es ist zugefroren und Eisblumen bedecken die ganze Scheibe. Atme nun tief in den Bauch hinein. Öffne die Lippen, hauche deinen Atem langsam auf die Eisblumen und taue sie auf.

- **Dampflokomotive**

Atme tief in deinen Bauch hinein. Atme stoßweise aus mit »Sch«-Lauten wie eine alte, eiserne Dampflokomotive.

Für Jugendliche

Einübung der Bauchatmung

Leg die Hände auf den Bauch, sodass sich die Finger gerade noch berühren. Atme tief in den Bauch hinein. Die Bauchdecke hebt sich. Du spürst, wie die Mittelfinger sich nicht mehr berühren. Halt den Atem ein wenig an und atme dann langsam aus, bis sich die Mittelfinger wieder berühren. Wiederhol die Übung mehrmals.

Besondere Fragestellungen

Die folgenden Atemübungen dienen der Beruhigung bei schriftlichen Arbeiten. Sie werden im Sitzen durchgeführt.

- **Aufregung, Unruhe, Nervosität, Ängstlichkeit**

1. Setz dich entspannt hin. Beide Füße stehen auf dem Boden. Atme ruhig und gleichmäßig durch die Nase ein und aus. Ein- und Ausatmen sind gleichmäßig lang. Wiederhol das gleichmäßige Ein- und Ausatmen mehrmals. Versuch dabei, aus dem Bauch heraus zu atmen. Du kannst auch die linke oder rechte Hand unterhalb des Brustkorbs auf den Bauch legen. Die Hand wird angehoben, wenn du tief einatmest. Beim Atmen bewegst du den Brustkorb kaum.
2. Atme ruhig und gleichmäßig ein und aus. Bevor du ausatmest, halt den Atem ein bis zwei Sekunden an. Atme doppelt so lange aus wie ein. Wiederhol dies mehrmals.

3. Atme ruhig ein und aus. Halt die Luft zwei bis drei Sekunden an und atme aus Mund oder Nase langsam aus, bis du das Gefühl hast, dass die Lunge leer ist.
   Dann atme wieder ein. Halt die Luft zwei bis drei Sekunden an. Beim Ausatmen lässt du die Luft wieder vollständig aus der Lunge herausströmen. Wiederhol dies mehrmals.
4. Atme ruhig und tief ein und aus. Beim Ausatmen stellst du dir vor, du atmest alle Unruhe, Angst und Aufgeregtheit aus. Und während du dies mehrmals wiederholst, stellst du dir vor, dass du alle Spannung ausatmest und durch das Einatmen neue Energie aufnimmst.

- **Bauchschmerzen und Übelkeit**

Leg deine Hände auf den Bauch (unterhalb deines Nabels) – atme so tief ein, dass sich die Bauchdecke wölbt wie ein Luftballon, den man mit Luft füllt. Atme dann langsam wieder aus, die Bauchdecke senkt sich und die Luft entweicht aus dem Luftballon.
Wiederhol dies mehrmals, ohne Anstrengung und Spannung.
Danach atmest du gleichmäßig weiter.

- **Kopfschmerzen**

Stell dich bequem hin. Atme tief ein und aus und streck dabei beide Arme nach oben. Halt die Luft ein bis zwei Sekunden an.
Atme jetzt langsam aus und lass die Arme und den Oberkörper aus der Hüfte heraus locker vornüber fallen. Die Knie lockern und mit den Fingern leicht den Boden berühren.
Jetzt schüttel Kopf, Schultern, Arme und Hände und schüttel dich aus. Bleib einen Moment lang in dieser Haltung.
Lass den Kopf ganz locker nach unten hängen und atme ruhig und tief dabei ein und aus.
Richte dich ganz langsam auf und atme ruhig und gleichmäßig weiter.
Wiederhol die Übung unter Umständen mehrmals.

- **Schlaflosigkeit**

Du legst dich ruhig hin und atmest tief ein und aus. Dabei

konzentrierst du dich ganz auf deine Atmung. Du spürst, wie der Atem durch die Nase einströmt. Du fühlst, wie sich Bauch und Brust mit Atem füllen. Beim Ausatmen strömt die Luft wieder heraus. Du versuchst, mehrmals ruhig ein- und auszuatmen und immer mehr »loszulassen«. Nichts stört dich mehr. Die Atmung geschieht ganz von selbst und ganz ruhig und gleichmäßig.

Muskelentspannung

Die aktive Muskelentspannung (Progressive Relaxation) nach Edmund Jacobson schult die Wahrnehmungsfähigkeit zur Unterscheidung von Zuständen muskulärer Anspannung und Entspannung. Man lernt, Muskeln anzuspannen und zu entspannen, und konzentriert sich dabei auf den Kontrast der Anspannungs- und Entspannungsempfindungen. Diese Methode eignet sich in Kurzversionen (z. B. Entspannung des Gesichts) gut in Prüfungen, Klassenarbeiten etc.

Für Kinder

Die Anweisungen zur Muskelentspannung für Kinder enthalten mehr Bilder. Sie werden vor Klassenarbeiten eingeübt und das Kind entscheidet selbst, welche Teile es praktizieren möchte. Hier ist es keinesfalls notwendig, dass alle Muskelgruppen angespannt und entspannt werden. Man sucht sich ein oder zwei Muskelgruppen aus.

- **Hände** (mit der dominanten Hand beginnen)

Stell dir vor, du hast einen nassen Schwamm in deiner rechten Hand. Drück ihn aus … fester … noch fester. Bis kein Tropfen mehr herauskommt. Dann lässt du ihn langsam wieder los … Drück ihn jetzt noch einmal aus und lasse ihn wieder los.
Jetzt stellst du dir vor, du hast einen nassen Schwamm in deiner linken Hand. Drück ihn aus … fester … noch fester. Bis kein Tropfen mehr herauskommt. Dann lässt du ihn langsam wieder

los … Drück ihn jetzt noch einmal aus und lass ihn wieder los. Stell dir vor, du hast in jeder Hand einen nassen Schwamm. Drück sie aus … fester … noch fester. Bis kein Tropfen mehr herauskommt. Dann lässt du sie langsam wieder los … Drück die Schwämme noch einmal aus und lass sie wieder los.
Bitte mehrmals wiederholen!

- **Oberarme**

Stell dir vor, du bist eine starke Frau / ein starker Mann. Du zeigst, wie stark du bist. Du lässt deine Muskeln spielen. Du winkelst den rechten Arm an, spannst die Muskeln an, fester und fester. Jetzt lässt du die Muskeln los und genießt das Gefühl der Entspannung. Jetzt spannst du noch einmal an, hältst die Spannung und lässt langsam wieder los.
(Selbstverständlich kann die Übung in gleicher Weise mit dem linken Oberarm durchgeführt werden.)
Bitte mehrmals wiederholen!

- **Stirn**

Stell dir vor, du bist böse auf jemanden. Du runzelst die Stirn, ziehst die Augenbrauen zusammen … Jetzt wird das Gesicht wieder glatt und entspannt.
Bitte mehrmals wiederholen!

- **Mund und Augen**

Spitz deinen Mund, so als ob du jemanden ein Küsschen geben wolltest, und kneif dabei deine Augen fest zusammen und lass wieder los. Bitte wiederholen.
Öffne die Augen ganz weit und reiß den Mund auf. Danach wieder locker lassen.
Bitte mehrmals wiederholen!

- **Füße und Beine**

Zieh die Zehenspitzen deines rechten Fußes weit zu dir hin. Dein Bein wird nun langsam fester und fester. Besonders die Wadenmuskeln spannen sich an. Lass nun langsam los und entspanne.

Zieh die Zehenspitzen deines linken Fußes weit zu dir hin. Dein Bein wird nun langsam fester und fester. Besonders die Wadenmuskeln spannen sich an. Lass nun langsam los und entspanne.
Bitte mehrmals wiederholen!

Für Jugendliche

Der Jugendliche führt die Muskelentspannung in Prüfungssituationen im Sitzen selbst durch. Dabei sollen die Augen möglichst geschlossen werden. Das An- und Entspannen jeder Muskelgruppe wird immer wiederholt.

Die Anspannung dauert fünf bis sieben Sekunden. Dabei konzentriert man sich auf das Anspannungsgefühl der entsprechenden Muskelgruppe und achtet darauf, wie die Muskeln sich anspannen und fest werden. Danach entspannt man die jeweiligen Muskeln.
Man achtet und konzentriert sich auf den Unterschied von An- und Entspannung.
Bei manchen Anspannungsübungen können Assoziationshilfen verwendet werden, damit An- und Entspannung besser klappen:
Hände: Stell dir vor, du drückst einen nassen Schwamm aus.
Stirn: Runzle die Stirn, so als ob du angestrengt nachdenkst, und lass los, wenn dir etwas eingefallen ist.
Augen: Zieh die Augenbrauen zusammen, so als ob du böse blickst und jemanden abschrecken möchtest.
Schultern: Zieh die Schultern hoch, so als ob du mit den Achseln zuckst – wie bei: »Ich weiß es nicht.«
Rumpf: Zieh den Bauch ein. Stell dir vor, du ziehst eine enge Hose an und holst tief Luft, damit der Reißverschluss zugeht.
Arme und Beine: Streck Bein und Zehen von dir weg, so als ob du etwas am Boden Liegendes erreichen und zu dir herziehen möchtest.
Nach der Muskelentspannung erfolgt immer eine Rücknahme:

1. Balle die Hände zur Faust!
2. Streck die Arme und Beine aus!

3. Atme tief ein und aus!
4. Öffne die Augen!

Beispiel für eine ausführliche Muskelentspannung

Die ausführliche Muskelentspannung kann nach eigenem Ermessen verkürzt werden. Sie besteht aus vier Teilen, die alle nacheinander zusammenhängend oder als Einzelteile durchgeführt werden können.

- **Hände und Arme**

Setz dich bequem auf deinen Stuhl und entspann dich so gut wie du es jetzt schon kannst.
Atme tief ein und aus und beobachte dabei, wie sich die Bauchdecke beim Einatmen hebt und beim Ausatmen senkt.
Balle die rechte Hand fest zur Faust. Spür für fünf Sekunden die Anspannung der Muskeln. Lass nun wieder los. Du öffnest die Faust. Die Hand liegt locker auf dem Oberschenkel. Auch die Finger entspannen sich und werden locker. Bitte wiederholen.
Balle nun die Hand wieder zur Faust, winkle den rechten Arm an und spann die Muskeln des Oberarmes an (fünf Sekunden). Lass los und lockere die Muskeln. Die Hand liegt wieder locker auf dem Oberschenkel. Auch die Finger entspannen sich und werden locker. Dabei atmest du ruhig und gleichmäßig. Bitte wiederholen.
Führ die gleiche Übung mit der linken Hand und dem linken Arm durch und mach sie dann mit beiden Armen.
Die Entspannung breitet sich mehr und mehr aus.

- **Gesicht**

Runzle die Stirn und zieh die Augenbrauen zusammen. Dabei schließt du die Augen und presst sie für fünf Sekunden fest zusammen. Lass nun los und wiederhol die Übung.
Beiß nun die Zähne für fünf Sekunden zusammen, spür die Spannung und lass wieder los.
Drück die Zunge fest gegen den Gaumen (fünf Sekunden) und lass wieder los.

Press die Lippen fest zusammen und lass los.
Alle Übungen werden wiederholt.
Die Spannung entweicht langsam aus dem Gesicht.

- **Hals, Nacken und Schultern**

Beug den Kopf etwas nach vorne und drück das Kinn auf die Brust und lass wieder los. Drück jetzt den Kopf leicht nach hinten auf den Nacken. Nimm die Muskelanspannung wieder für fünf Sekunden wahr und lockere die Muskeln.
Zieh nun die Schultern fünf Sekunden lang nach oben und lass wieder los.
Alle Übungen werden wiederholt.

- **Füße und Beine**

Drück beide Füße fest auf den Boden und spür für fünf Sekunden die Anspannung. Lass nun wieder los. Streck nun die Zehen und den Fuß vom Körper weg und lockere nach fünf Sekunden die Muskeln.
Roll die Zehen ein und spür die Anspannung der Wadenmuskeln für fünf Sekunden. Lass wieder los.

Nach Beendigung der Entspannung vermeidet man ruckartige Bewegungen.

Stretching

Jeder, der eine längere Flugreise unternommen hat, weiß, wie unangenehm es ist, mehrere Stunden zu sitzen und sich nicht bewegen zu können. Bei mehrstündigen Klassen- und Prüfungsarbeiten handelt es sich um eine ähnliche Situation. Auch hier bauen Bewegungsübungen Stress ab und erleichtern die Situation, weil keiner von uns es gewöhnt ist, dass der Körper stundenlang in einer Position verharrt.

Bei schriftlichen Tests – sitzend auf ungepolsterten Stühlen – führt man Stretching-Übungen alle 20–30 Minuten durch.

1. Beide Beine gleichzeitig strecken und für wenige Sekunden einige Zentimeter über den Boden heben.
2. Beide Arme ausstrecken, nach vorne strecken und dann zur Seite bewegen.
3. Mit dem Kopf rollen (oder vor und zurück bzw. seitwärts bewegen), die Nackenmuskeln anspannen und wieder locker lassen; das Kinn auf und ab bewegen.
4. Die Schultern vor und zurück bewegen oder hochziehen und langsam loslassen.
5. Eine andere Sitzposition einnehmen.

Beruhigende Bilder

Es kann auch eine Hilfe sein, die Augen zu schließen und sich ein bestimmtes Bild vorzustellen. Manchmal ist es ein Bild einer Situation, die man selbst im Urlaub, auf einem Ausflug oder wo auch immer erlebt hat. Es kann aber auch ein beruhigendes Bild sein, das man sich schon häufiger bei entsprechender Aufregung oder Ängstlichkeit vorgestellt hat.

Wer ein solches Bild für sich entwerfen möchte, sollte folgende Hinweise beachten:

Beruhigende Bilder

- sind ruhig und friedlich,
- sprechen so viele Sinnesorgane wie möglich an (hören, riechen, fühlen, schmecken),
- enthalten positive Vorstellungen,
- können an Orten spielen, wohin man reisen möchte oder wo man schon einmal war,
- erlebt man selbst als angenehm.

Ich selbst fahre sehr gern an die Nordsee und habe bei Tests während meiner Studentenzeit immer Bilder benutzt, die auf der Insel Sylt spielten. In der Regel habe ich mir einen langen Sandstrand vorgestellt und die Wellen beruhigend wahrgenommen, aber auch das Gefühl des warmen Sandes, das Rufen der Möwen und auch der Wind und die Luft, die leicht salzig schmeckt. So konnte ich mir vorstellen, wie die Sonne auf mich scheint und ein leichter Wind mir ins Gesicht weht. Ich konnte die Wellen hören, wie sie sich am Ufer brachen, und auch in einiger Entfernung das Kreischen der Möwen …

Man beginnt solche Bilder in der Regel mit einer Ruhetönung folgender Art:
Du setzt dich bequem hin und atmest ruhig ein und aus.
Du schließt die Augen und beginnst, dich zu entspannen.
Nichts stört dich mehr. Deine Arme werden ganz ruhig. Du fühlst dich sicher und ausgeglichen. Du merkst: Auch deine Beine werden ganz ruhig. Du vergisst alles, was um dich herum geschieht. Du hast den Kopf jetzt frei für ein schönes Bild …

- in einem schönen Garten,
- am Sandstrand,
- an einem See,
- auf einem Berg,
- auf einer Wiese im Frühling,
- unter einem Laubbaum im Herbst,
- am Waldrand,
- auf einem Balkon …

Es hat sich bei Kindern und Jugendlichen gezeigt, dass es hilfreich sein kann, wenn zusätzlich Autosuggestionen – sozusagen als Verhaltensanweisungen – in beruhigende Bilder integriert werden. Solche Anweisungen können sein:

- Ich werde die Prüfung bestehen.
- Ich werde in der Prüfung ganz ruhig sein und mich gut erinnern.
- Ich habe viel gelernt.
- Ich bin ganz ruhig.
- Ich bin gut vorbereitet.
- Ich kann mich darauf verlassen, dass mir in der Prüfung alles wieder einfällt.
- Ich finde die richtigen Antworten.

- Ich kann leicht lernen.
- Ich gebe mein Bestes.

Nach der Vorstellung macht man für sich eine Rücknahme bereit: Man ballt die Hände zur Faust, streckt die Arme nach oben, atmet tief ein und aus und öffnet die Augen.

Die rationale Gedankenschule

Bei einem Tier hängen Angstreaktionen vorwiegend mit Empfindungen zusammen, die durch äußere Reize ausgelöst werden. So verkriechen sich manche Hunde bei einem Gewitter. Wenn es blitzt und donnert, entwickeln sie Angst.

Im Gegensatz dazu kann ein Mensch lernen, bestimmte Situationen und Handlungen zu fürchten, weil er gedanklich die Idee entwickelt, dass diese gefährlich, bedrohlich oder Angst auslösend sind. Dazu benötigt er keinen realen Beweis. Zuerst redet man den Kindern ein, wie schrecklich, entsetzlich und furchtbar es ist, wenn sie bei Klassenarbeiten oder in Prüfungssituationen versagen, Fehler machen oder schlecht abschneiden. Dann wundert man sich, wenn die Kinder sich später selbst sagen, dass es fürchterlich sei zu versagen.

Emotionale Störungen entstehen also nicht primär durch externe Ereignisse, sondern durch so genannte irrationale Gedanken, Einstellungen oder Bewertungen der Wirklichkeit. Dies formulierte schon der griechische Philosoph Epiktet: »Nicht die Dinge beunruhigen die Menschen, sondern ihre Meinungen über die Dinge.« Diese Auffassung bildet bei dem amerikanischen Psychoanalytiker Ellis die Basis seiner bekannten »Anatomy of Emotions«, kurz »ABC der Emotionen« genannt. Hierbei steht

A für *activating event* (auslösendes Ereignis),

B für *believes* (Gedanken, Bilder, Einstellungen, Bewertungen) bezüglich dieses Ereignisses und

C für *consequences* (Gefühls- und Verhaltensreaktionen).

Die Reihenfolge *ABC* soll deutlich machen, dass nicht *A* das auslösende Ereignis ist, welches *C* verursacht. *C* – die Gefühls- und

Verhaltensreaktionen – sind vielmehr die direkte Folge von *B* (Gedanken, Beurteilungen, Einstellungen).

> Während eines Ferientrainings auf Sylt haben wir zwei Jungen beobachtet, die in den ankommenden Wellen am Strand badeten. Der eine Junge verhielt sich zurückhaltend und eher ängstlich. Immer wenn eine Welle kam, wich er zurück. Schließlich rollte unerwartet eine höhere Welle heran, überspülte ihn und riss ihn zu Boden. Mit angstverzerrtem Gesicht rannte er aus dem Wasser und begann zu weinen.
> Sein Nachbar versuchte, in jede ankommende Welle zu springen, und jauchzte dabei. Als schließlich die unerwartete Welle ihn erfasste, unter Wasser riss und an den Strand spülte, rannte er aus dem Wasser heraus, lachte und schrie vor Vergnügen, machte sofort wieder kehrt und stürzte sich in die nächste Welle.

Beide Jungen wurden von der gleichen Welle erfasst, beide wurden an den Strand gespült – erlebten also als auslösendes Ereignis *(A)* die heranrollende unerwartete Welle. Der eine Junge fühlte sich ausgezeichnet *(C)*, dem anderen ging es nicht gut, als Gefühlsreaktion weinte er vor Angst *(C)*. Als sie unter Wasser gespült wurden, hatten sie unterschiedliche Gedanken und Beurteilungen *(B)*, die dann zu den unterschiedlichen Gefühlen und Verhaltensweisen führten *(C)*.

Auch bei Klassenarbeiten gibt es ähnliche Situationen:
Auslösendes Ereignis – A: Die Hefte werden verteilt.

Gefühls- und Verhaltensreaktionen – *C:* Manche bekommen schon jetzt ein flaues Gefühl im Magen, erblassen, werden nervös, fahrig und haben Angst *(C)*, andere lesen mit Interesse die Aufgabenstellung, sind zuversichtlich und freuen sich, dass der gelernte Stoff tatsächlich drankommt. Es geht ihnen gut *(C)*.

Auch hier werden die unterschiedlichen Gefühle durch unterschiedliche Gedanken *(B)* ausgelöst: Das Austeilen der Hefte ist für alle gleich. Die einen aber denken vielleicht, dass es furchtbar ist, eine Klassenarbeit zu schreiben, dass sie schon die letzte »verhauen« haben oder nicht genügend gelernt haben und unvorbereitet sind – sie entwickeln als Gefühl Angst. Ihre Gedanken sind jedoch unangemessen, weil es nicht zwangsläufig so ist, dass mehrere Arbeiten hintereinander misslingen oder dass man unvorbereitet garantiert eine schlechte Arbeit schreibt. Solche Gedanken nennt man irrational.

Die anderen stellen dagegen erleichtert fest, dass sie das Richtige geübt haben und gut vorbereitet sind, oder sehen der Klassenarbeit gelassen entgegen, weil sie eigentlich immer ganz gut zurecht kommen – sie fühlen sich vielleicht nicht übermäßig glücklich, haben aber wenig Angst.

Nicht das auslösende Ereignis verursacht bei beiden Gruppen verschiedene Gefühle, sondern ihre unterschiedlichen Gedanken. Gedanken, die positive Gefühle auslösen, machen keine Probleme. Aber solche, die negative Empfindungen aktivieren, beeinträchtigen das Wohlbefinden in hohem Maße.

Irrationale dumme Gedanken

»Dumme Gedanken« nennt Ellis zwölf zentrale irrationale Vorstellungen, auf denen fast alle irrationalen Gedanken basieren:

1. Es ist absolut notwendig, von praktisch jeder anderen Person im eigenen Umfeld geliebt oder anerkannt zu werden.
2. Man darf sich nur dann als wertvoll empfinden, wenn man in jeder Hinsicht kompetent, tüchtig und leistungsfähig ist.
3. Bestimmte Menschen sind einfach böse, schlecht und hinterhältig und für ihr übles Verhalten zu kritisieren und zu bestrafen.
4. Offensichtlich ist es schrecklich und kommt einer Katastrophe gleich, wenn die Dinge nicht so sind, wie man sie gern hätte.
5. Menschliches Leiden hat äußere Ursachen. Der Mensch kann wenig Einfluss auf seinen Kummer und seine psychischen Probleme nehmen.
6. Man muss sich über tatsächliche oder eingebildete Gefahren große Sorgen machen und sich ständig mit der Möglichkeit ihres Eintretens befassen.
7. Es ist leichter, bestimmten Schwierigkeiten auszuweichen, als sich ihnen zu stellen.

8. Man muss sich ständig auf andere verlassen können und braucht einen Stärkeren, auf den man sich stützen kann.
9. Die eigene Vergangenheit hat entscheidenden Einfluss auf mein gegenwärtiges Verhalten, und alles, was sich früher einmal auf mein Leben auswirkte, tut dies auch weiterhin.
10. Über schwieriges Verhalten und Probleme anderer Leute muss man sich aufregen.
11. Für jedes menschliche Problem gibt es eine absolut richtige, perfekte Lösung, und es ist eine Katastrophe, wenn keine perfekte Lösung gefunden wird.
12. Es ist unmöglich, mit Wahrscheinlichkeiten oder Unsicherheiten zu leben.

Die aus den irrationalen Ideen 1, 2, 5, 6, 8, 9, 11 und 12 entstehenden Gedanken bewirken Emotion wie Angst und Panik, Schuldgefühle und Zweifel, wobei das Gefühl der Angst dominant ist.

Die Gedanken zu 3, 4, 7 und 10 führen zu Ärger, Aggression und Frustration Sie beziehen sich also eher auf Gefühle, die Feindseligkeit ausdrücken.

Die Frage ist nun, warum viele Kinder und Jugendliche dazu neigen, ihre irrationalen Gedanken nicht aufzugeben, obwohl sie diese als solche erkennen, bestätigen und sich sogar bis zu einem gewissen Grad mit ihnen auseinander setzen. Was könnte ihnen hier helfen? Offensichtliche oder leicht zu verstehende irrationale Überzeugungen können leicht aufgedeckt und aufgegeben werden. Komplizierte irrationale Gedankenkonstrukte – den Betroffenen weitgehend unbewusst und nicht auf den ersten Blick als irrational erkennbar – haben jedoch eine erheblich geringere Wahrscheinlichkeit, erkannt und aufgegeben zu werden. Bei Kindern reicht es oft aus, wenn immer wieder statt des irrationalen Gedankens oder der entsprechenden Aussage eine Alternative formuliert wird.

Wie aus dummen Gedanken kluge werden

Kinder und Jugendliche können lernen, immer wieder positiv zu sich selbst zu reden, sich selbst Mut zu machen und entsprechend irrationale Gedanken und Aussagen in rationale umzuwandeln. Auch Eltern helfen ihnen dabei, wenn sie sich bemühen, die rationale Alternative zu formulieren.

Dumm	Klug
»Wenn ich in der Klassenarbeit eine Fünf schreibe, wird jeder denken, dass ich blöd bin.«	»Es kann mir passieren, dass ich die Arbeit verhaue. Trotzdem bin ich in vielen Gebieten klug, und ich bin als Mensch genauso wichtig und wertvoll wie vorher.«
»Wenn ich die Arbeit verhaue, werden meine Eltern und meine Lehrerin und vielleicht auch meine Freunde nichts mehr von mir halten.«	»Ich bin mir ganz sicher, dass meine Eltern mich mögen. Sie werden nicht begeistert sein, wenn ich eine schlechte Arbeit schreibe, aber grundsätzlich stehen sie immer zu mir. Meine Lehrerin weiß, dass ich mündlich besser bin und auch in den letzten Monaten gut mitgearbeitet habe. Sie wird mir bestimmt helfen, die nächste Arbeit besser zu schreiben. Auch wenn die Arbeit nicht so gut ist, mag sie mich. Und meine Freunde, wenn sie wirkliche Freunde sind: Denen ist es eigentlich egal, wie ich in dem Test abgeschnitten habe.«
»Wenn ich die mündliche Prüfung nicht bestehe, ist das eine Katastrophe.«	»Ich mache mir Gedanken um die mündliche Prüfung, weiß aber eigentlich nicht, ob ich bestehen werde oder nicht. Ich habe mich gut vorbereitet und werde mich bemühen, gut abzuschneiden. Wenn ich nicht bestehen sollte, was ich nicht glaube, ist das keine Katastrophe. Ich kann die Prüfung schließlich wiederholen.«

»Wenn ich an der Tafel stehe, schaut mich jeder an und denkt, ich bin ein Versager.«	»Wenn ich an der Tafel bin, verhalte ich mich tatsächlich aufgeregt. Viele Schüler schauen tatsächlich auf die Tafel, weil ich eine Aufgabe vorrechnen soll. Ich werde mich bemühen, die Aufgabe gut zu lösen. Wenn es nicht gleich gelingt, wird der Lehrer mir eine Hilfe geben. Was die anderen Schüler denken, kann ich gar nicht wissen. Viele passen sowieso nicht auf. Sie denken an etwas anderes. Die meisten in der Klasse mögen mich. Sie wissen, dass ich in vielen Fächern ganz gut bin.«
»Wenn ich mich bei einem Referat vor der Klasse verspreche, lachen die anderen. Ich könnte vor Scham in den Boden versinken.«	»Es gibt niemanden, der sich nicht auch einmal bei einem Referat verspricht. Wenn ich mich verspreche, versuche ich, mich ruhig zu verbessern und weiter vorzutragen. Ich weiß, dass das Lachen nicht persönlich gemeint ist. Schließlich lache ich auch, wenn andere sich versprechen.«
»Bei Arbeiten bin ich so aufgeregt, dass mir vieles nicht mehr einfällt.«	»Ich weiß, dass ich mich gut auf die Arbeiten vorbereitet habe. Ich merke auch bei mir selbst, dass ich sehr aufgeregt bin. Wenn ich mich konzentriere, fällt mir vieles doch noch ein. Ich werde mich bemühen, das nächste Mal ruhiger zu sein. Jetzt kann ich zur Beruhigung eine Atemübung machen. Ich bin mir sicher, dass es dann etwas besser klappt und sich von Arbeit zu Arbeit bessert.«

Dumme Gedanken hinterfragen

Im Unterricht kann man solche Situationen, die irrationale dumme Gedanken hervorrufen, aufarbeiten, indem man so vorgeht:

- Die Schüler denken nach, welche Situationen in der Schule bei ihnen Angst auslösen/ausgelöst haben: der erste Tag in der neuen Schule, ein Referat halten, ein Solo spielen im Weihnachtskonzert etc.
- Jetzt werden die Schüler befragt, welche negativen Aussagen sie zu sich selbst gesagt haben. Zu jeder Situation soll jeder diese Aussagen aufschreiben. Bei Jüngeren gibt man in der Regel einige Beispiele.
- Statt zu schreiben, können Jüngere auch ein Bild malen.
- Wenn die Schüler die Aussagen notiert und erkannt haben, dass diese die Angst fördern, schreiben sie jetzt die Gefühle auf, die ausgelöst werden.
- Manchmal ist es möglich, auch die passenden klugen Gedanken schriftlich zu formulieren. In der Regel aber werden sie im Unterrichtsgespräch als Alternativen erarbeitet.

Marc ist acht Jahre alt und geht in die 2. Klasse. Er weigert sich, in der Schule vorzulesen. Er behauptet, er könne gar nicht lesen. Seine Lehrerin versucht, ihn täglich dranzunehmen und ihn eine Geschichte vorlesen zu lassen. Dies verweigert er, indem er wegläuft, die Lehrerin beschimpft oder bockig ist. Sie hat nun folgendes ABC mit ihm erstellt:

A (auslösendes Ereignis): In der Schule möchte ich nicht lesen.
C (Gefühle und Verhalten): Ich fühle mich schlecht, traurig, bin böse auf mich, zittere und habe Angst, ich habe »Muffe« (starke Angst).

Als sie ihn nach seinen Gedanken befragt, formuliert er zur Überraschung seiner Lehrerin eine ganze Reihe:

B (Gedanken):

1. Ich bin unsicher.
2. Ich finde es schrecklich, dass ich jeden Tag eine Geschichte vorlesen muss.

3. Ich bin schlecht im Lesen.
4. Ich kann mich manchmal nicht konzentrieren.
5. Ich kann nicht lesen und schreiben.
6. Ich will keine Sätze vergessen.
7. Die ganze Klasse beschimpft mich und mag mich nicht.
8. Hoffentlich zittere ich nicht beim Lesen.
9. Hoffentlich lese ich nicht verkehrt.

Der für Marc wichtigste Gedanke war die Nummer 7 (Die ganze Klasse beschimpft mich und mag mich nicht.). Mit Hilfe seiner Lehrerin wurde ihm klar, dass ihn gar nicht alle Kinder beschimpfen und dass er auch damit leben kann, wenn ein anderes Kind ihn kritisiert. Er erkannte, dass er nicht genau weiß, ob ihn wirklich alle nicht mögen. Er gab zu, dass ihn sicher einige auch mögen, und formulierte dann: »Eine ganze Geschichte lese ich nicht. Aber einen Teil oder vielleicht sogar eine halbe Geschichte bin ich bereit zu lesen.« Seine Lehrerin fand dies sehr gut und so las er am nächsten Tag einen Teil einer Geschichte vor. Es gelang ihm sehr gut. Er machte kaum Fehler. Die anderen Kinder klatschten Beifall. Er erkannte, dass er doch ganz gut lesen kann. Seine Lehrerin lobte ihn. Es gab dann kaum noch Schwierigkeiten, wenn er lesen sollte, auch wenn es heute noch nicht zu seinen bevorzugten Tätigkeiten gehört. Keinesfalls aber fühlt er sich beim Lesen schlecht, traurig, wütend und er zittert auch nicht mehr. Er ist noch ein wenig unsicher, genießt aber auch seine Erfolge.

Unsere größte Heldentat besteht nicht darin,
niemals hinzufallen,
sondern jedes Mal wieder aufzustehen,
wenn wir gestürzt sind.
(KONFUZIUS)

Rückschläge sind normal

Ängste treten häufig in zeitlichen Wellen auf. Bei einem Teil der ängstlichen Kinder kommen sie, gehen sie und kommen wieder. Eine neue »Angstwelle« braucht Eltern nicht unvorbereitet zu treffen oder verzweifeln zu lassen. Vielmehr sollten sie vorbereitet sein, der Ängstlichkeit ihres Kindes zu begegnen. Oft vergisst man, dass es auch lange Phasen gibt, in denen alles nahezu problemlos läuft. Stärkung des Selbstvertrauens ist immer noch die beste Methode, Ängste zu mindern, ihnen zu begegnen oder sie überhaupt erst gar nicht aufkommen zu lassen.

Rückschläge kommen vor. Auch sie sind keine Katastrophe.

Manchmal nimmt die Ängstlichkeit eines Kindes einen so großen Raum im täglichen Zusammenleben ein, dass Erwachsene leicht frustriert reagieren. Lösungen erscheinen ihnen so einfach und werden dennoch vom Kind nicht akzeptiert. Das Verhalten lässt sich kaum erklären. Den Erwachsenen fällt es dann zusehends schwerer, sich empathisch und mitfühlend zu verhalten. Manchmal geraten sie sogar in Zorn. Sie fordern das Kind auf, dieses oder jenes nun doch endlich zu probieren, sich nicht passiv zu verhalten und nicht immer so ängstlich zu sein. Sie werden ungeduldiger. Hier empfiehlt sich, dass der Erwachsene versucht, Abstand zur Problematik zu gewinnen, sich abzulenken und Anspannung und Stress etwas abzubauen: sich mit Freunden treffen, ein angenehmes Bad nehmen, ein Buch lesen, Sport treiben, sich selbst belohnen – sich selbst etwas Gutes gönnen, um Kraft zu tanken. Es ist immer besser, mit etwas Gelassenheit die Angst-Problematik anzugehen, statt gereizt, ungeduldig und entnervt Lösungen erzwingen zu wollen.

Anhang

Geschichten gegen die Angst

In unserer therapeutischen Arbeit sind wir immer wieder überrascht, wie gut sich Geschichten bei Kindern – aber auch bei Erwachsenen – einsetzen lassen. Ein wichtiger Grund dafür ist natürlich, dass sie viel unterhaltsamer und somit auch attraktiver sind als ein Informationsbuch. Aber es gibt noch mehr Gründe, die man sich zu Nutze machen kann: In Geschichten lassen sich »kleine Helden« einbinden, die ähnliche Sorgen wie das Kind oder der Jugendliche haben. Damit nutzt man Prinzipien des Modelllernens: Das Kind in der Geschichte steckt in einem ähnlichen Problem, es sucht nach Lösungen und zeigt somit zumindest eine der Möglichkeiten auf, wie man die Situation bewältigen kann. Nicht zu unterschätzen ist auch der Effekt des so genannten »Sharing«: für uns alle ist es eine Erleichterung zu erfahren, dass wir ein bestimmtes Problem, eine bestimmte Angst nicht neu erfunden haben – andere plagen sich genauso damit herum. Schließlich kann eine Geschichte auch eine sehr gute Gesprächsgrundlage für Eltern und Kinder darstellen. Man muss nicht fragen: »Hast du eigentlich Angst und wie merkst du die?« Direkt angesprochen kann dies unter Umständen sofort eine Abwehrhaltung hervorrufen. Liest man hingegen die Geschichte vor und unterhält sich über den Held oder die Heldin darin, kann es ein neutralerer Anfang sein.

Geschichten müssen natürlich immer an das jeweilige Alter und die jeweiligen Sorgen und Probleme des Kindes oder Jugendlichen angepasst werden. Einem ängstlichen Jungen (11 Jahre) haben wir zum Beispiel die Geschichte von Max' Monster-Männchen erzählt, die uns freundlicherweise Frau Dipl.-Psych. Antje Graf aus ihrer therapeutischen Arbeit zur Verfügung gestellt hat.

Max' Monster-Männchen

Max liegt in seinem Bett und starrt an die Wand, wo das Poster mit seiner Lieblingsband hängt. Sein Blick bleibt wie immer an dem Gittaristen hängen, seinem großen Vorbild. Inzwischen sind Max' Haare schon fast genauso lang, und durch das viele Üben spielt Max auch gar nicht mal so übel. Musik zu machen, das wäre schon ein Traum …
Diesen Gedanken hatte Max schon sehr oft, und wie jedes Mal versetzt er ihm einen kleinen Stich. Denn Max denkt, dass es nie so weit kommen wird. Schlimmer noch, er wird es erst gar nicht versuchen. Denn erst heute, als er in Erdkunde die Lage der Sahara auf der Karte zeigen sollte und alle ihn ansahen, wurde ihm übel. Er könnte stolpern oder eine falsche Antwort geben, ging ihm durch den Kopf. Dann würden die anderen ihn auslachen und für einen Idioten halten. An der Karte fing auch noch seine Hand an zu zittern und es fiel ihm schwer, seine Stimme fest klingen zu lassen. Wie sollte es ihm also erst ergehen, wenn fünfzig oder noch mehr Leute bei einem Auftritt seiner Band zusehen würden? Wie sollte man denn sauber spielen, wenn die Hand zittert? Frustriert packt Max seine Jeans und wirft sie unter sein Bett. »Das ist doch eine Riesen-Scheiße!«, schreit er. »Aua!«, kommt es zurück. Max schweigt erschrocken und glaubt schon, er habe sich das eingebildet. Aber unter seinem Bett murmelt etwas nun ganz leise. »Schreit und schimpft, und jetzt hat er auch noch meinen Eingang verstopft. Was fällt dem denn eigentlich ein?!« »Ich werde verrückt!«, denkt sich Max. Aber vorsichtshalber legt er sich doch flach auf den Bauch und steckt seinen Kopf unter das Bett. Da steht ein kleiner Mann, nicht viel größer als die beiden Daumen von Max, wenn man sie aneinander hält. Die weißen Haare werden größtenteils von einem Hut verdeckt, der so schwarz ist wie der etwas altmodische Anzug, den das Männchen trägt. Nur das Gesicht, das von einem länglichen weißen Spitzbart geziert wird, schaut rot vor Ärger hervor. Der kleine Mann zieht und zerrt an Max' Jeans, bis er sich davon befreit hat. »Hallo«, sagt Max vorsichtig. Erschreckt hält das Männchen inne. »Oh nein, nun hast du mich doch entdeckt.

Na schön, na schön. Sag mal, was sollte denn das hier mit deiner Hose? Und diesem Rumgeschreie?« Eigentlich wollte Max das Männchen fragen, wer es sei und woher es komme, doch nun wurde auch er ärgerlich. »Das war doch nicht mit Absicht! Ich war einfach … traurig, weil ich nicht den Mumm habe, in einer Band zu spielen. Noch nicht mal in der Schulband, obwohl die mich schon zweimal gefragt haben. Und wenn du es genau wissen willst, ich rede noch nicht mal gerne vor anderen, ich spreche keine fremden Leute an, ich … Ach Mann, ich weiß doch auch nicht, was mit mir los ist!« Max ist ganz erschrocken, was er da eben alles erzählt hat. Noch nie hat er jemandem von seinen Ängsten erzählt. »Ach, so ist das, so ist das«, murmelt das Männchen. »Und zitterst du auch manchmal? Hast Angst, rot zu werden? Oder was Dummes zu sagen? So dass dir manchmal richtig schlecht werden kann?« »Ja, genau«, staunt Max, denn all diese Sachen kennt er sehr gut. »Es ist … als wäre da manchmal plötzlich ein Monster in meinem Bauch, das mich davon abhält, Sachen zu machen, die ich eigentlich gerne machen möchte. Wie mit anderen reden, was unternehmen, Musik machen.« »Musik, na ja, mein Geschmack ist es nicht, aber ihr seid da heute wohl anders. Aber diese Monster, die ändern sich wohl nie. Ist immer das gleiche mit ihnen.« »Sie kennen sich mit Monstern aus?«, fragt Max erstaunt. »Haben Sie etwa auch eins?« »Oh, bestimmt ein Dutzend inzwischen«, antwortet das Männchen. »Ja, mit Monstern kenne ich mich sehr gut aus. Habe schon unter vielen Betten gelebt, das kannst du mir glauben, und noch niemanden ohne Monster getroffen. Nur die Größen, die sind natürlich ganz verschieden.« Max schaut ihn verwundert an. Was das kleine Männchen alles weiß! Schließlich sagt er etwas schüchtern: »Meins muss sehr groß sein. Ich habe sogar das Gefühl, dass es noch weiter wächst.« Der kleine Mann zieht die Augenbrauen hoch und schaut Max etwas genauer an. Von oben bis unten wird Max nun gemustert, bis der kleine Mann zu ihm sagt: »In der Tat, kein schlechtes Exemplar, was du da hast. Versteh mich nicht falsch, kein Grund, eitel zu sein. Habe schon weitaus größere gesehen, das ist gar nicht so selten. Und nicht nur in deinem Alter, auch bei Leuten in meinem!« »Danke, meins reicht mir«, sagt Max. Aber er ist doch ganz froh, dass es anderen Menschen anscheinend auch so geht wie ihm. Natürlich hat Max noch tausend Fragen an das kleine Männchen. Es gähnt aber nur laut und macht sich auf, wieder unter das Bett zu kriechen. »Hey, wo willst du hin?«, ruft Max empört, als er merkt, dass der kleine Mann wieder verschwinden will. »Für heute habe ich genug erzählt. Eins nach dem anderen. Morgen werde ich dir noch ein wenig mehr erzählen. Über Monster und wie man sie besiegen kann.« Und mit diesen Worten läuft der kleine Mann wieder unter das Bett. Max schaut noch einmal nach, ob er ihn dort irgendwo entdecken kann. Doch er scheint sich in Luft aufgelöst zu haben. Anfangs ist Max noch ganz durcheinander von dieser Begegnung. Als er aber kuschelig warm unter seiner Decke im Bett liegt, fühlt er sich plötzlich ganz wohl. Er merkt, wie er immer müder wird, und während ihm die Augenlieder langsam zufallen, denkt er zufrieden: »Ich bin nicht allein mit meinem Monster …«

Wie Max den Monsterkampf aufnimmt

Am nächsten Tag stürmt Max gleich nach der Schule ganz ungeduldig in sein Zimmer. Ob der kleine Mann wohl schon auf ihn wartet? Er sucht sein ganzes Zimmer ab: unter dem Bett, im Schrank, auf dem Schreibtisch – nichts! Auch nach dem Abendbrot ist keine Spur von dem Männchen zu finden. Erst als Max sich völlig enttäuscht in sein Bett legen möchte, steht plötzlich der kleine ulkige Mann mit dem spitzen Bart vor ihm. »Hallo, hast mich wohl schon erwartet?«, ruft er Max entgegen. »Natürlich«, sagt Max, »den ganzen Nachmittag sitze ich hier. Ich weiß doch noch gar nicht …« Das Männchen scheint seine Gedanken zu erraten und unterbricht ihn gleich. »Bist wohl einer von den ganz Ungeduldigen, was? Willst sofort ein Gegenmittel gegen große Monster wissen? Ja, da bist du bei mir schon an der richtigen Adresse. Aber glaub ja nicht, dass es einfach eine Pille gibt oder einen Tee, und dann ist alles wieder gut, wie bei einem Schnupfen. So einfach ist das nicht. Hast es ja auch schließlich selber groß gemacht, dein Monster.« »Ich habe WAS gemacht?!«, ruft Max. »Ich habe es ganz sicher nicht selber groß gemacht.

Früher hatte ich es nicht, und dann war es auf einmal plötzlich da.« »Oh nein«, erklärte das Männchen. »So einfach ist das nicht. Du hattest schon immer eins, doch zunächst war es ganz normal groß. Es hat sich damals eingeschaltet, wenn eine wirkliche Gefahr da war, zum Beispiel eine stark befahrene Straße. Es hat dich dann gewarnt, und du bist lieber nicht bei Rot rübergelaufen. Monster in normaler Größe sind durchaus eine feine Sache. Meins zum Beispiel ...« »Also, ich hatte ein Monster in normaler Größe?«, unterbricht Max ungeduldig. »Und dann ist es gewachsen und nun schlägt es schon Alarm, wenn ich mich eigentlich nur im Unterricht melden möchte?« »Ja, genau«, erklärt das Männchen, nur ein ganz klein bisschen beleidigt über die Unterbrechung. »Zu groß gepflegte Monster glauben, sie können alles alleine bestimmen, und machen mit dir, was sie wollen.« »Zu groß GEPFLEGT?«, fragt Max ungläubig. »Das klingt ja, als ob ich extra ...«. »Nein, nein, nein«, erklärt das Männchen schnell, nun doch etwas versöhnlicher. »Du wusstest ja noch nicht, wie solche Monster funktionieren, du kannst also gar nichts dafür. Es ist nämlich so«, flüstert es verschwörerisch und kommt etwas näher zu Max hin. »Je mehr du auf die unsinnigen Sachen hörst, die dieses Vieh dir einreden will, desto mehr kann es wachsen. Es ernährt sich nämlich davon, dass du ihm mehr glaubst als deinem Verstand. Je mehr du nach seiner Pfeife tanzt, desto größer und runder wird es, und irgendwann kann es dann so riesig sein, dass du gar nicht mehr versuchst, dagegen anzukommen.« »Moment mal«, sagt Max. »Du meinst also, jedes Mal, wenn ich mich in der Schule nicht melde, aus Angst, meine Antwort könnte dumm sein, oder wenn ich mich nicht verabrede, oder wenn ich ein Schulkonzert ablehne, wächst mein Monster ein bisschen weiter?« »Ja, genau so ist es. Dumm bist du ja wenigstens nicht«, strahlt das Männchen zufrieden und will schon zurück unter das Bett. »Warte mal!«, ruft Max erschrocken. »Was kann ich denn tun, damit es wieder kleiner wird? Bitte, begleite mich doch einen Tag und zeige mir, was ich tun kann. Du passt doch super in meine Hosentasche!« »Hosentasche?« Das Männchen rümpft empört die Nase. »Na, ich hoffe, das bekommen wir auch anders hin. Also, als erstes brauchen wir einen Schlachtplan. Bring mir doch mal bitte einen Zettel und den kleinsten Bleistift, den du finden kannst. Monster bändigen ist nämlich eine Sache der Übung, genau wie dein Gitarrengeklimper. Also, was macht dir am meisten Angst?« »Wenn ich mir vorstelle, mit einer Band zu spielen, und wir haben ganz viele Zuschauer. Und noch schlimmer, wenn ich die meisten davon auch noch kenne.« »Mhm, verstehe«, murmelt das Männchen, und schreibt umständlich und mit verschnörkelten Buchstaben »Bänd-Auftritt« ganz oben auf den Zettel. Max schmunzelt ein wenig über die Schreibweise, aber er versteht, dass das Schwerste ganz nach oben muss. »Danach könnte: Vor der ganzen Klasse etwas vortragen, ein Referat oder vorsingen oder so«, sagt er. »Das ist schwieriger, als sich in der Schule zu melden und etwas zu sagen.« Das Männchen schreibt alles auf den Zettel: »Vor der Klasse etwas vortragen« genau unter dem »Bänd-Auftritt« und schließlich ganz unten: »Sich melden«. »Und jetzt?«, fragt Max, und bei dem Gedanken, er müsste sich sofort eine Band suchen, wird ihm ganz anders. Aber das Männchen hört ihn gar nicht, denn es ist damit beschäftigt, einen Wochenplan aufzumalen. »So, und nun wird geübt«, sagt es zufrieden. »Und Eile mit Weile. Dass heißt, wir fangen erst einmal ganz klein an. Mit dem einfachsten geht's los. Deine Aufgabe ist es, dich jeden Tag mindestens einmal in der Schule zu melden. Hast du dich in der Schule gemeldet, kannst du dir an diesem Tag ein lachendes Gesicht in ein Kästchen malen. Dann weißt du, dass alles gut geklappt hat.« »Und das mache ich so lange, bis ich nicht mehr so viel Angst habe?«, fragt Max gespannt. »Ah, ich sehe, du hast es verstanden. Wenn es dir nicht mehr so schwer fällt, kannst du dich jeden Tag mindestens zweimal von alleine melden.«

Montag	Dienstag	Mittwoch	Donners-tag	Freitag
☺	☺			

Am Montag ist Max ganz unruhig in der Deutschstunde. Er verspürt ein wenig Angst, sich zu melden. Doch gleich bei der ersten Frage schnellt sein Finger entschlossen in die Höhe. Die Antwort ist sogar richtig. Ganz zufrieden klebt Max am Nachmittag einen Aufkleber auf seinen Plan. Am Dienstag meldet er sich wieder in Deutsch und sogar in Mathe. Tatsächlich merkt Max, wie sein Monster immer kleiner wird. Jeden Tag hat er etwas weniger Angst, sich im Unterricht zu melden. Am Ende der Woche kann er es kaum erwarten, dem kleinen Mann von seinem Erfolg zu erzählen. Stolz zeigt er dem Männchen seinen Plan. Fast bei jedem Tag klebt ein Aufkleber. »Mensch Max«, sagt der kleine Mann zu ihm, »ich bin richtig stolz auf dich! Nun darfst du dir auch etwas als Belohnung wünschen.« Aufgeregt überlegt Max, welche Belohnung er gerne hätte. »Ich möchte zu einem richtigen Fußballspiel gehen«, ruft er begeistert. Noch im selben Augenblick klopft es an der Tür. Sein Vater hält drei Fußballtickets in der Hand. »Max, ich habe eine Überraschung für dich: Heute habe ich drei Fußballtickets gewonnen!« Als sich Max überrascht nach dem kleinen Männchen umschaut, ist es schon verschwunden.

Entspannungsgeschichten für jüngere Kinder

»Das Gespräch mit der Echse (1)«, »Im Land der Zwerge (2)«, »Die Botschaft der Zwergin (3)«, »Im Inneren des Berges (4)« und »Die magische Schale (5)« bilden eine zusammenhängende Geschichte.

Inhalt

Mit dem Zauberteppich besuchen Kinder eine Echse, die in einer Höhle mit glitzernden Edelsteinen wohnt. Sie haben ihre Leuchtkraft verloren. Damit sie wieder richtig funkeln, benötigt die Echse einen besonderen Zauberstaub, der sich im Land der Zwerge befindet. Dort trifft man auf eine alte, weise Frau, die eine wichtige Botschaft mitteilen will. In dieser Botschaft wird verraten, wie man den Zauberstaub finden kann. Die Zwergin bringt die Kinder zu einer Burg, wo der Zauberstaub in einer Schale liegt. Da es sich aber um eine magische Schale handelt, kann man den Zauberstaub nur zu bestimmten Stunden herausnehmen. Dies gelingt den Kindern. Sie bringen den Zauberstaub zur Echse. Die Edelsteine leuchten wieder. Jedes Kind erhält als Belohnung einen ganz besonderen Stein; er verleiht ihm eine Eigenschaft, die es gern hätte.

Durchführungshinweise

Der Handlungsstrang umfasst fünf Entspannungsgeschichten in Fortsetzung. Die Geschichten sind für alle Altersstufen bis hin zur Pubertät gut geeignet. Je nach Alter des Kindes können sie verkürzt werden.

Für Kinder ist besonders das Ende der fünften Geschichte von Bedeutung. Hier können sie darüber sprechen, welche Eigenschaften sie gern hätten und warum diese für sie wichtig sind. Man sollte hier die Kinder frei assoziieren lassen und ihre Vorschläge keinesfalls aus der Sicht des Erwachsenen bewerten und beraten.

Jeweils eine Geschichte wird vorgelesen – am günstigsten abends vor dem Zubettgehen. Manche Kinder schlafen dabei ein, andere wollen noch darüber sprechen.

Auf folgende Dinge sind zu achten:

1. Lärm und Außengeräusche sollten vermieden werden. Von daher ist es sicher ungünstig, die Entspannung in einem Raum durchzuführen, dessen Fenster zu einer Straße mit starkem Verkehr gehen. Es ist jedoch keine Bedingung, dass es »mucksmäuschenstill« sein muss. Wenn Kinder sich an Entspannungsübungen gewöhnt haben, lassen sie sich in der Regel nicht mehr von Geräuschen stören.
   Für den Durchführenden ist es wichtig, dass er Geräusche – bzw. Störgeräusche – in die Entspannung integriert, zum Beispiel so:

   »Du bist schon ganz ruhig geworden. Draußen hörst du noch Autos vorbeifahren. Aber die vorbeifahrenden Autos stören dich überhaupt nicht, vielmehr führen die vorbeifahrenden Autos dazu, dass du ruhiger wirst. Nichts stört dich mehr.«

Die Frage des Lichts hat für Kinder keine übermäßig große Bedeutung. Der Raum sollte nicht zu hell, aber auch nicht zu dunkel sein, weil man sonst die Reaktionen der Kinder nicht sehen kann.

2. Bei jüngeren Kindern ist vor allem darauf zu achten, dass sie keine gefüllte Harnblase haben, was bei der Entspannung stört.

   Viele Kinder leiden unter Allergien, weshalb sie oft einen Juckreiz haben. Tritt dieser in der Entspannung auf, darf man ihnen keinesfalls verbieten, sich zu kratzen. Das Gleiche gilt auch für einen Hustenreiz. Es ist besser, sich zu kratzen oder zu husten, als ständig zu denken, dass man das nicht darf.

   So ist es sinnvoll, ein Kind, das sich beispielsweise kratzen muss, während der Entspannung anzusprechen. Man signalisiert ihm, dass man Verständnis für seine Situation hat, z. B.: »Kathrin, geht es wieder?« Das Kind kommt so leichter wieder in den Ruhezustand hinein. Oft ist es mehr Angst des Erwachsenen, dass er sich schlechter auf den Entspannungstext konzentrieren kann, als dass das Kind tatsächlich abgelenkt würde.

3. Die Entspannung wird im Liegen durchgeführt.

4. Die Augen sind geschlossen. Das Schließen der Augen bereitet vielen Kindern große Probleme. Es ist natürlich auch ein Vertrauensbeweis gegenüber dem Erwachsenen.

   Machen Sie aus dem Schließen der Augen kein Dogma. Es ist nicht schlimm, wenn das Kind noch einmal kurz die Augen öffnet und guckt, was um es herum passiert. Sie sagen dann freundlich: »Du schließt jetzt bitte deine Augen und wenn du noch einmal kurz gucken musst, tust du das. Doch dann machst du die Augen wieder zu und hörst auf das, was ich jetzt gleich erzähle.«

   Das Schließen der Augen ist natürlich insofern wichtig, als alle Kinder bei geschlossenen Augen besser Bilder in der Fantasie entwickeln können.

   Es gibt einzelne Kinder, die vorgeben, dass sie die Augen überhaupt nicht schließen könnten. Diese fordert man auf, vor sich hin zu sehen und einen Gegenstand zu fixieren. Versuchen Sie immer wieder vorsichtig zu erreichen, dass sie doch noch die Augen schließen.

5 Lesen Sie langsam und ruhig vor. Möchte das Kind noch über die Geschichte sprechen, lässt man dies für fünf bis zehn Minuten zu und versucht dann zu erreichen, dass es einschläft.

6. Die Geschichten können problemlos bei Entspannungsmusik vorgelesen werden. Diese Musik sollte auf 60 Taktschläge angelegt sein, was einem verlangsamten Herzrhythmus entspricht.

Das Gespräch mit der Echse (1)

Stell dir vor, du unternimmst auf deinem Zauberteppich eine Traumreise. Du setzt dich ganz ruhig hin und atmest tief ein und aus. Nichts stört dich mehr. Du machst es dir ganz bequem. Du vergisst alles, was um dich herum geschieht. Du schließt die Augen und entspannst dich.
Ich zähle jetzt gleich von eins bis zehn, und dabei kannst du dich immer gelöster und entspannter fühlen. Immer sicherer und immer ruhiger. Du schließt die Augen und beginnst, dich zu entspannen.

Eins: Du kannst dich jetzt entspannen.
Zwei: Du vergisst alles, was um dich herum geschieht.
Drei: Du atmest tief ein und aus.
Vier: Du fühlst dich ganz sicher und ruhig.
Fünf: Du bist immer gelöster und entspannter.
Sechs: Du merkst: Meine Arme sind ganz schwer.
Sieben: Auch bei deinen Beinen stellst du fest: Meine Beine sind ganz schwer.
Acht: Du kannst jetzt einfach abschalten.
Neun: Nichts stört dich mehr.
Zehn: Du bist jetzt bereit für die Traumreise auf deinem Zauberteppich.

Du fliegst, zusammen mit anderen Kindern, mit deinem Zauberteppich zu einer Höhle, in der eine Echse mit glitzernden Augen auf dich wartet. Die Augen der Echse funkeln in einem

tiefen, ruhigen Grün. Sie liegt schläfrig auf einem glatten, blauen Stein, und du merkst, dass auch dein Körper angenehm schwer wird, je länger du in ihre Augen schaust.
Du merkst es zuerst an deinen Armen. Du merkst:
Mein rechter Arm ist ganz schwer.
Mein rechter Arm ist ganz schwer.

Und auch bei deinem linken Arm stellst du fest:
Mein linker Arm ist ganz schwer.
Mein linker Arm ist ganz schwer.
Meine beiden Arme sind ganz schwer.

Die Echse zieht sich jetzt in das Innere der Höhle zurück. Dort ist es so dunkel, dass du nichts sehen kannst. Aus deinem Rucksack nimmst du eine Kerze und zündest sie an. Der Schein der Kerze erhellt einen langen Gang vor euch. An den Wänden erkennst du überall glitzernde, grüne Edelsteine, die genauso wie die Augen der Echse funkeln.
Du folgst der Echse durch den Gang. Die anderen Kinder kommen hinter euch her. Du befindest dich plötzlich in einer großen Halle mit vielen Bögen und Säulen. Alles, der Boden, die Wände und sogar die Decke bestehen aus grünen Edelsteinen. Um dich herum siehst du ein fantastisches grünes Licht und immer, wenn du die Steine anfasst, wird dir ganz warm. Du spürst, wie das Licht durch deinen Körper fließt und dich mit einer angenehmen, wohligen Wärme erfüllt.
Du merkst es zuerst an deinen Armen. Du merkst:
Mein rechter Arm ist ganz warm.
Mein rechter Arm ist ganz warm.

Und auch bei deinem linken Arm stellst du fest:
Mein linker Arm ist ganz warm.
Mein linker Arm ist ganz warm.
Meine beiden Arme sind ganz warm.

Die Echse sitzt in der Mitte der Halle und fängt zu sprechen an:
»Seit Jahrhunderten hat sich kein Menschenkind mehr in diese

geheimnisvollen Höhlen begeben. Ihr könnt mir helfen, den Zauber dieser Höhle zu erhalten, wenn ihr mir den Zauberstaub vom Berge Quetzcoatl (sprich: Ketzkoatl) holt. Denn diese Edelsteine verlieren langsam ihre Leuchtkraft, es sei denn, sie werden wieder neu mit dem Zauberstaub bestreut.« Die Echse wendet sich jetzt an dich: »Ich gebe dir einen Beutel voller Edelsteine mit, sie werden dich zu diesem Berg führen. Je näher du zu dem Berg kommst, desto heller und wärmer werden sie leuchten.«
Die Echse gibt dir einen Beutel mit grünen Edelsteinen, den du dir wie einen Rucksack auf den Rücken schnallst. Sie gibt jedem der Kinder einen Beutel mit grünen Steinen. Dann holt sie eine goldene Kiste hervor und öffnet sie. Du siehst die schönsten Steine, die du je gesehen hast. Ein blauer Stein strahlt Mut aus, ein roter blitzt vor Liebe, ein gelber funkelt vor reinem Glück neben vielen anderen Steinen mit unterschiedlichen Farben und Gefühlen. Die Echse sagt zu den Kindern: »Wenn ihr mir helft, dann dürft ihr euch jeder einen dieser Steine aussuchen. Und wenn ihr ihn bei euch tragt, wird seine Eigenschaft euch das ganze Leben begleiten.«
Du und die anderen machen sich sofort auf den Weg. Du setzt dich auf deinen Zauberteppich und spürst, wie die grünen Steine dich zu dem Berg Quetzcoatl ziehen. Doch langsam wird es dunkel, die Sonne geht unter und du weißt, es ist Zeit, zurückzukehren. Du beschließt, auf deiner nächsten Reise den Zauberstaub zu holen.
Du schwebst auf deinem Zauberteppich zurück ins Hier und Jetzt und denkst dabei: Ich bin ganz ruhig, und meine Arme sind ganz schwer und ganz warm. Es ist schön, so durch die Luft zu schweben.

Und wenn ich jetzt gleich von zehn bis eins zähle, ist das für dich ein Angebot, dass du allmählich zurückkehrst ins Hier und Jetzt. Wenn du wach geworden bist, fühlst du dich ruhig, zuversichtlich, ausgeglichen, stark, selbstbewusst und zufrieden.

Zehn: Du kannst zurückkehren ins Hier und Jetzt.
Neun: Du fühlst dich gelassen, ruhig und zufrieden.

Acht:	Du wirst allmählich wieder wach.
Sieben:	Du genießt deine Ruhe, Schwere und Wärme.
Sechs:	Erstaunlich, wie ruhig du dich fühlen kannst.
Fünf:	Es ist schön zu wissen, dass du entspannt sein kannst.
Vier:	Es macht Spaß, seine Fantasie zu entfalten.
Drei:	Du kannst jetzt deine Hände bewegen. Du streckst die Arme nach oben.
Zwei:	Du atmest tief ein und aus.
Eins:	Du öffnest die Augen und bist zurückgekehrt ins Hier und Jetzt.

Im Land der Zwerge (2)

Stell dir vor, du unternimmst auf deinem Zauberteppich eine Traumreise. Du setzt dich ganz ruhig hin und atmest tief ein und aus. Nichts stört dich mehr. Du machst es dir ganz bequem. Du vergisst alles, was um dich herum geschieht. Du schließt die Augen und entspannst dich.
Ich zähle jetzt gleich von eins bis zehn, und dabei kannst du dich immer gelöster und entspannter fühlen. Immer sicherer und immer ruhiger. Du schließt die Augen und beginnst, dich zu entspannen.

Eins:	Du kannst dich jetzt entspannen.
Zwei:	Du vergisst alles, was um dich herum geschieht.
Drei:	Du atmest tief ein und aus.
Vier:	Du fühlst dich ganz sicher und ruhig.
Fünf:	Du bist immer gelöster und entspannter.
Sechs:	Du merkst: Meine Arme sind ganz schwer.
Sieben:	Auch bei deinen Beinen stellst du fest: Meine Beine sind ganz schwer.
Acht:	Du kannst jetzt einfach abschalten.
Neun:	Nichts stört dich mehr.
Zehn:	Du bist jetzt bereit für die Traumreise auf deinem Zauberteppich.

Du fliegst mit deinem Zauberteppich noch einmal zum Berg Quetzcoatl, um den Zauberstaub für die Echse zu besorgen.

Den Beutel mit den grünen Edelsteinen hast du dir auf den Rücken geschnallt. Je mehr du mit deinem Zauberteppich in Richtung Süden schwebst, desto heller und wärmer leuchten die Edelsteine. Du weißt ganz sicher, dass du auf dem richtigen Weg bist. Das Gewicht der Steine drückt dich angenehm und behaglich in den Teppich hinein. Du merkst, wie dein ganzer Körper von einer wohltuenden Schwere ergriffen wird.
Du merkst es zuerst an deinen Armen. Du merkst:
Mein rechter Arm ist ganz schwer.
Mein rechter Arm ist ganz schwer.

Und auch bei deinem linken Arm stellst du fest:
Mein linker Arm ist ganz schwer.
Mein linker Arm ist ganz schwer.
Meine beiden Arme sind ganz schwer.

Von weitem kannst du schon ein mächtiges Gebirge erkennen. Der größte Berg, den du aus dieser Entfernung sehen kannst, glitzert silbern und weiß in der aufgehenden Sonne, die den Berg wie einen riesigen Diamanten leuchten und strahlen lässt. Die Leuchtkraft der Sonne ist so stark, dass ihre Strahlen, einmal am Berg angekommen, von dort aus in die ganze Landschaft reflektiert werden. Deine Edelsteine fangen immer stärker an zu leuchten. Jetzt haben auch die Sonnenstrahlen deinen Körper erreicht. Wohltuend erwärmen sie dich.
Du merkst es zuerst an deinen Armen. Du merkst:
Mein rechter Arm ist ganz warm.
Mein rechter Arm ist ganz warm.

Und auch bei deinem linken Arm stellst du fest:
Mein linker Arm ist ganz warm.
Mein linker Arm ist ganz warm.
Meine beiden Arme sind ganz warm.

Die Sonne steht jetzt direkt über dem Berg. Du gibst ein Zeichen und versuchst, eine passende Stelle für eine sichere Landung zu finden. Du entdeckst eine kleine Lichtung am Fuße des Berges.

Du landest auf einer kleinen runden Wiese, die auf allen Seiten von riesigen Bäumen umgeben ist. Die Stämme der Bäume sind bestimmt drei Meter breit und so hoch, dass du denkst, sie erreichen die Wolken. Die anderen Kinder sind schon dort. Du überlegst, was ihr tun könntet, als du bemerkst, dass ihr nicht allein seid. Wie auf ein unsichtbares Zeichen hin öffnen sich kleine versteckte Türen in den Stämmen der Bäume. Bevor auch nur einige Sekunden vergangen sind, ist die ganze Lichtung von Zwergen bevölkert. Die Männer und Jungen tragen lange Bärte und silberne, weiße Gewänder. Du siehst, dass auch die Frauen und Mädchen silberne Kleider tragen. Ihre Haare sind so lang, dass sie schon fast den Boden berühren.
Aufgeregt kommen sie immer näher. Du siehst, dass es freundliche Wesen sind, aber ihre Sprache kannst du nicht verstehen. Da tritt eine Zwergin aus der Menge hervor und alle anderen verstummen. Die Zwergin scheint über hundert Jahre alt zu sein. Ihre Haare sind schneeweiß und tiefe Furchen durchziehen ihr Gesicht. Du erkennst, dass diese alte, weise Frau dir etwas mitzuteilen hat. Sie will gerade ihre Stimme erheben, als die Sonne im Begriff ist unterzugehen. Es ist Zeit für dich zurückzufliegen. Du beschließt, auf deiner nächsten Reise zurückzukehren und den Worten dieser alten Zwergin zu lauschen.

Und wenn ich jetzt gleich von zehn bis eins zähle, ist das für dich ein Angebot, dass du allmählich zurückkehrst ins Hier und Jetzt. Wenn du wach geworden bist, fühlst du dich ruhig, zuversichtlich, ausgeglichen, stark, selbstbewusst und zufrieden.

Zehn:	Du kannst zurückkehren ins Hier und Jetzt.
Neun:	Du fühlst dich gelassen, ruhig und zufrieden.
Acht:	Du wirst allmählich wieder wach.
Sieben:	Du genießt deine Ruhe, Schwere und Wärme.
Sechs:	Erstaunlich, wie ruhig du dich fühlen kannst.
Fünf:	Es ist schön zu wissen, dass du entspannt sein kannst.
Vier:	Es macht Spaß, seine Fantasie zu entfalten.
Drei:	Du kannst jetzt deine Hände bewegen.
	Du streckst die Arme nach oben.

Zwei:	Du atmest tief ein und aus.
Eins:	Du öffnest die Augen und bist zurückgekehrt ins Hier und Jetzt.

Die Botschaft der Zwergin (3)

Stell dir vor, du unternimmst auf deinem Zauberteppich eine Traumreise. Du setzt dich ganz ruhig hin und atmest tief ein und aus. Nichts stört dich mehr. Du machst es dir ganz bequem. Du vergisst alles, was um dich herum geschieht. Du schließt die Augen und entspannst dich.
Ich zähle jetzt gleich von eins bis zehn, und dabei kannst du dich immer gelöster und entspannter fühlen. Immer sicherer und immer ruhiger. Du schließt die Augen und beginnst, dich zu entspannen.

Eins:	Du kannst dich jetzt entspannen.
Zwei:	Du vergisst alles, was um dich herum geschieht.
Drei:	Du atmest tief ein und aus.
Vier:	Du fühlst dich ganz sicher und ruhig.
Fünf:	Du bist immer gelöster und entspannter.
Sechs:	Du merkst: Meine Arme sind ganz ruhig.
Sieben:	Auch bei deinen Beinen stellst du fest: Meine Beine sind ganz schwer.
Acht:	Du kannst jetzt einfach abschalten.
Neun:	Nichts stört dich mehr.
Zehn:	Du bist jetzt bereit für die Traumreise auf deinem Zauberteppich.

Du fliegst mit deinem Zauberteppich zurück zur Lichtung, um den weisen Worten der alten Zwergin zu lauschen. Du erinnerst dich daran, dass die alte Frau dir und den anderen etwas Wichtiges mitzuteilen hatte.
Die Zwergin hebt ihren Arm und alle Trolle und Zwerge verstummen. Du bist schon ganz gespannt darauf, was sie wohl zu sagen hat. Die Alte räuspert sich und sagt: »Dies nemmoklliw!«, und schaut dich erwartungsvoll und freundlich an. Aber diese Sprache kannst du nicht verstehen. Da hast du auf

einmal eine Idee: »Wenn ich meine Edelsteine berühre, dann können sie mir bestimmt helfen, diese fremde Sprache zu verstehen.« Dir fällt wieder dein Beutel mit Edelsteinen ein, den du auf dem Rücken hast. Das große Gewicht der Steine hat dich während der ganzen Zeit des Fluges in deinen Teppich gedrückt. Du nimmst wahr, wie angenehm schwer dein Körper ist.
Du merkst es zuerst an deinen Armen. Du merkst:
Mein rechter Arm ist ganz schwer.
Mein rechter Arm ist ganz schwer.

Und auch bei deinem linken Arm stellst du fest:
Mein linker Arm ist ganz schwer.
Mein linker Arm ist ganz schwer.
Meine beiden Arme sind ganz schwer.

Du nimmst den Beutel mit den Edelsteinen und legst einige Steine in deine Hände. Du wünschst dir ganz stark, diese fremde Sprache verstehen zu können. Die Zwergin wiederholt ihre Worte: »Dies nemmoklliw«. Und siehe da, es ist ganz einfach, du begreifst, dass dieses kleine Zwergenvolk rückwärts spricht. Du übersetzt: »Seid willkommen!« Nun kannst du die Alte verstehen, sie sagt: »Meine lieben Freunde, es ist Jahrhunderte her, dass das letzte Mal so tapfere und mutige Menschenkinder hier waren, um im heiligen Berg Quetzcoatl nach dem Zauberstaub zu suchen. Kommt zu uns ans Feuer, trinkt und esst mit uns und ich werde euch die uralte Geschichte erzählen.«
Du folgst den Zwergen zu einer kleinen Feuerstelle, an dem ein kleines Feuer eine wohlige Wärme ausstrahlt. Holz und Reisig knistern behaglich, und du setzt dich zwischen diese fremdartigen sympathischen Wesen und schaust ins Feuer. Du fühlst, wie die Wärme deinen Körper erfüllt.
Du merkst es zuerst an deinen Armen. Du merkst:
Mein rechter Arm ist ganz warm.
Mein rechter Arm ist ganz warm.

Und auch bei deinem linken Arm stellst du fest:
Mein linker Arm ist ganz warm.
Mein linker Arm ist ganz warm.
Meine beiden Arme sind ganz warm.

Die alte Zwergin beginnt abermals zu sprechen: »Der alte Berg steht schon seit Jahrtausenden hier in dieser Landschaft. Schon meine Urgroßeltern erzählten mir, als ich noch ein Kind war, die Legenden und Sagen, die sich mit diesem heiligen und geheimnisvollen Ort verbinden. Anders als die umliegenden Berge, ist der Quetzcoatl von einer weißen silbernen Zauberstaubschicht bedeckt. Aus diesem Zauberstaub gewinnen und spinnen wir auch unsere Kleider und Gewänder. Sie leuchten ein Leben lang. Doch nur unter größten Gefahren können wir den Zauberstaub bekommen. Der Weg in den Berg ist schwierig und beschwerlich, und für uns kleine Zwerge ist es doppelt beschwerlich und mühsam. Nur wer großen Mut und Geschicklichkeit hat, schafft es, in den Berg zu gelangen und die Hauptquelle zu finden. Wenn du bereit bist, kann ich dir den Weg zeigen, ich muss dich dann aber verlassen.«
Du möchtest so gern der Echse den Zauberstaub bringen, und so machst du dich, zusammen mit den anderen Kindern, auf den Weg. Du betrittst wieder die Lichtung und willst gerade der alten Zwergin auf einem kleinen Pfad folgen, als die Sonne im Begriff ist unterzugehen. Du weißt, es ist Zeit für dich zurückzufliegen. Du beschließt, auf deiner nächsten Reise zusammen mit der Zwergin den Eingang zum Quetzcoatl zu suchen.

Und wenn ich jetzt gleich von zehn bis eins zähle, ist das für dich ein Angebot, dass du allmählich zurückkehrst ins Hier und Jetzt. Wenn du wach geworden bist, fühlst du dich ruhig, zuversichtlich, ausgeglichen, stark, selbstbewusst und zufrieden.

Zehn: Du kannst zurückkehren ins Hier und Jetzt.
Neun: Du fühlst dich gelassen, ruhig und zufrieden.
Acht: Du wirst allmählich wieder wach.
Sieben: Du genießt deine Ruhe, Schwere und Wärme.
Sechs: Erstaunlich, wie ruhig du dich fühlen kannst.

Fünf: Es ist schön zu wissen, dass du entspannt sein kannst.
Vier: Es macht Spaß, seine Fantasie zu entfalten.
Drei: Du kannst jetzt deine Hände bewegen.
Du streckst die Arme nach oben.
Zwei: Du atmest tief ein und aus.
Eins: Du öffnest die Augen und bist zurückgekehrt ins Hier und Jetzt.

Im Inneren des Berges (4)

Stell dir vor, du unternimmst auf deinem Zauberteppich eine Traumreise. Du setzt dich ganz ruhig hin und atmest tief ein und aus. Nichts stört dich mehr. Du machst es dir ganz bequem.
Du vergisst alles, was um dich herum geschieht. Du schließt die Augen und entspannst dich.
Ich zähle jetzt gleich von eins bis zehn, und dabei kannst du dich immer gelöster und entspannter fühlen. Immer sicherer und immer ruhiger. Du schließt die Augen und beginnst, dich zu entspannen.

Eins: Du kannst dich jetzt entspannen.
Zwei: Du vergisst alles, was um dich herum geschieht.
Drei: Du atmest tief ein und aus.
Vier: Du fühlst dich ganz sicher und ruhig.
Fünf: Du bist immer gelöster und entspannter.
Sechs: Du merkst: Meine Arme sind ganz schwer.
Sieben: Auch bei deinen Beinen stellst du fest:
Meine Beine sind ganz schwer.
Acht: Du kannst jetzt einfach abschalten.
Neun: Nichts stört dich mehr.
Zehn: Du bist jetzt bereit für die Traumreise auf deinem Zauberteppich.

Du fliegst mit deinem Zauberteppich zurück zum Quetzcoatl. Die alte Zwergin wartet auf dich und winkt dir schon von weitem zu. Du landest mit deinem Zauberteppich direkt auf dem schmalen Pfad, der dich und die anderen Kinder in den geheimnisvollen Berg führen soll. Sicher und behutsam landest

du auf dem Boden. Du spürst den festen Untergrund und ein Gefühl von Sicherheit und Schwere ergreift dich. Diese Schwere ist angenehm und entspannend.
Du merkst es zuerst an deinen Armen. Du merkst:
Mein rechter Arm ist ganz schwer.
Mein rechter Arm ist ganz schwer.

Und auch bei deinem linken Arm stellst du fest:
Mein linker Arm ist ganz schwer.
Mein linker Arm ist ganz schwer.
Meine beiden Arme sind ganz schwer.

An der Felswand links und rechts neben dem schmalen Pfad entdeckst du geheimnisvolle Schriftzeichen. Du erkennst, dass jedes dieser Schriftzeichen eine Wegstrecke oder eine Kreuzung beschreibt, die den geheimnisvollen und schwierigen Weg durch den Quetzcoatl darstellen. Es sind fast an die zwölf Zeichnungen zu sehen. Du schaust dir die Zeichnungen ganz genau an und prägst sie dir gut ein. Dann fordert dich die alte Zwergin auf weiterzugehen. Sie sagt: »Wir müssen weiter, die Sonne steht schon nicht mehr hoch am Himmel; wenn wir etwas sehen wollen, müssen wir jetzt gehen.«
Du schaust hoch zur Sonne und wirklich, sie hat ihren höchsten Stand schon überschritten. Aber noch immer leuchtet sie und erwärmt deinen Körper. Du kannst ihre Wärme wohltuend am Körper spüren.
Du merkst es zuerst an deinen Armen. Du merkst:
Mein rechter Arm ist ganz warm.
Mein rechter Arm ist ganz warm.

Und auch bei deinem linken Arm stellst du fest:
Mein linker Arm ist ganz warm.
Mein linker Arm ist ganz warm.
Meine beiden Arme sind ganz warm.

Zusammen mit der alten Zwergin und den anderen Kindern kommst du zu einem Portal, das in den Berg hineinführt. An den

Wänden hängt eine dünne Schicht des Zauberstaubs, aber er reicht nicht, um deinen Rucksack damit zu füllen. Jetzt gelangst du an die erste Weggabelung: Zwei Wege führen rechts weiter, einer geradeaus und einer führt eine schmale Treppe hinauf.
Die Stufen der Treppe sind so schmal, dass immer nur eine Person hinaufgehen kann. Oben angekommen gelangt ihr wieder an eine Kreuzung, es ist, als ob du durch ein Labyrinth läufst.
Und jedes Mal wenn ein Weg zu wählen ist, weiß ein anderes Kind den richtigen Weg.
Jetzt sind schon zwölf Kreuzungen hinter euch und du ahnst, dass ihr dem Ziel sehr nahe seid. Vor dir eröffnet sich eine große Halle. Die Wände zu allen Seiten verlaufen meterhoch nach oben, und als du nach oben schaust, siehst du, dass alle Wände ganz hoch oben zu einer Spitze zusammenlaufen. Du bist im höchsten Punkt des Berges. Mitten im Saal steht eine weiße Schale.
Du schaust sie dir näher an und siehst, dass das Gefäß völlig leer ist. Aber ganz unten am Boden dieses Gefäßes blitzt und funkelt ein wenig von dem Zauberstaub. Sie muss einmal bis oben hin gefüllt gewesen sein. Als ihr gerade beraten wollt, was nun geschehen soll, findet ein Sonnenstrahl seinen Weg durch die Spitze des Berges. Dort, wo die Bergwände zusammenlaufen, muss eine kleine Öffnung sein. Der Sonnenstrahl der untergehenden Sonne funkelt genau durch diese winzige Öffnung. Und wie von Zauberhand passiert etwas ganz Ungewöhnliches: Die Strahlen schreiben Buchstaben, Wörter, ja einen ganzen Satz auf den Boden der Halle: »Willst du Zauberstaub besorgen, so kehre zurück am frühen Morgen.«
Du weißt: es ist Zeit für dich zurückzufliegen. Du beschließt, im Morgengrauen wiederzukommen.

Und wenn ich jetzt gleich von zehn bis eins zähle, ist das für dich ein Angebot, dass du allmählich zurückkehrst ins Hier und Jetzt. Wenn du wach geworden bist, fühlst du dich ruhig, zuversichtlich, ausgeglichen, stark, selbstbewusst und zufrieden.

Zehn: Du kannst zurückkehren ins Hier und Jetzt.
Neun: Du fühlst dich gelassen, ruhig und zufrieden.

Acht: Du wirst allmählich wieder wach.
Sieben: Du genießt deine Ruhe, Schwere und Wärme.
Sechs: Erstaunlich, wie ruhig du dich fühlen kannst.
Fünf: Es ist schön zu wissen, dass du entspannt sein kannst.
Vier: Es macht Spaß, seine Fantasie zu entfalten.
Drei: Du kannst jetzt deine Hände bewegen.
Du streckst die Arme nach oben.
Zwei: Du atmest tief ein und aus.
Eins: Du öffnest die Augen und bist zurückgekehrt ins Hier und Jetzt.

Die magische Schale (5)

Stell dir vor, du unternimmst auf deinem Zauberteppich eine Traumreise. Du setzt dich ganz ruhig hin und atmest tief ein und aus. Nichts stört dich mehr. Du machst es dir ganz bequem. Du vergisst alles, was um dich herum geschieht. Du schließt die Augen und entspannst dich.
Ich zähle jetzt gleich von eins bis zehn, und dabei kannst du dich immer gelöster und entspannter fühlen. Immer sicherer und immer ruhiger. Du schließt die Augen und beginnst, dich zu entspannen.

Eins: Du kannst dich jetzt entspannen.
Zwei: Du vergisst alles, was um dich herum geschieht.
Drei: Du atmest tief ein und aus.
Vier: Du fühlst dich ganz sicher und ruhig.
Fünf: Du bist immer gelöster und entspannter.
Sechs: Du merkst: Meine Arme sind ganz ruhig.
Sieben: Auch bei deinen Beinen stellst du fest:
Meine Beine sind ganz schwer.
Acht: Du kannst jetzt einfach abschalten.
Neun: Nichts stört dich mehr.
Zehn: Du bist jetzt bereit für die Traumreise auf deinem Zauberteppich.

Du fliegst mit deinem Zauberteppich zurück in die magische Halle des Quetzcoatl. Noch ist es dämmrig hier und du kannst die

Schale, die mitten im Raum auf dem Boden steht, kaum erkennen. Als du an den Wänden entlangschaust und hoch über dir die Öffnung im Berg suchst, ist es nicht möglich, dieses winzige Loch zu sehen; es ist noch zu dunkel. Du bist schon vor dem Morgengrauen hierher zurückgekehrt, um den Zauberstaub für die Echse zu holen. Da plötzlich siehst du einen ersten schwachen Lichtstrahl der aufgehenden Sonne. Schwach scheint der Strahl in die mächtige Halle, doch von Sekunde zu Sekunde werden die Sonnenstrahlen stärker und leuchtender. Ein angenehmes Licht macht sich im Raum breit und du selbst spürst, wie auch dein Körper angenehm warm wird.
Du merkst es zuerst an deinen Armen. Du merkst:
Mein rechter Arm ist ganz warm.
Mein rechter Arm ist ganz warm.

Und auch bei deinem linken Arm stellst du fest:
Mein linker Arm ist ganz warm.
Mein linker Arm ist ganz warm.
Meine beiden Arme sind ganz warm.

Und auch bei deinen Beinen stellst du fest:
Meine beiden Beine sind ganz warm.
Meine beiden Beine sind ganz warm.
Mein gesamter Körper ist ganz warm.

Der Raum ist jetzt ganz von den Sonnenstrahlen erfüllt. Du gehst auf die Schale zu und siehst hinein, aber es ist kein Zauberstaub zu sehen. Du weißt, dass du irgendetwas tun musst, damit sich das Gefäß füllt. Einer schlägt vor, dass alle Kinder ihre Hände auf das Gefäß legen sollen, aber auch als ihr das tut, geschieht nichts. Der Rucksack mit den Edelsteinen auf deinem Rücken, die dir den Weg zum Quetzcoatl gezeigt haben, drückt dich schwer. Du schnallst den Rucksack vom Rücken und nimmst eine ganze Hand voll Edelsteine heraus und je näher du mit den Steinen an das Gefäß herankommst, desto stärker leuchten sie. Sie schimmern nicht mehr blassgrün, sondern nehmen in ihrer Leuchtkraft immer mehr zu. Die Farben wechseln von hellgrün

über lindgrün, werden gelbgrün und schimmern schließlich fast neongrün.
Das Leuchten, das von den Steinen ausgeht, macht deinen Körper ganz schwer. Diese angenehme Schwere entspannt deinen ganzen Körper.
Du merkst es zuerst an deinen Armen. Du merkst:
Mein rechter Arm ist ganz schwer.
Mein rechter Arm ist ganz schwer.

Und auch bei deinem linken Arm stellst du fest:
Mein linker Arm ist ganz schwer.
Mein linker Arm ist ganz schwer.
Meine beiden Arme sind ganz schwer.

Und auch an deinen Beinen spürst du die Schwere:
Meine Beine sind ganz schwer.
Meine Beine sind ganz schwer.

Du legst die Steine in das Gefäß, und als sie gerade das Gefäß berühren, zerfallen sie auch schon zu feinem glitzernden Staub – Zauberstaub. Auch die anderen Kinder füllen das Gefäß mit Edelsteinen aus ihren Rucksäcken, und die Edelsteine zerfallen sofort zu Staub. Das Gefäß füllt sich mehr und mehr bis zum Rand. Das letzte Kind hat gerade seine Steine hineingelegt, da fliegt der Zauberstaub aus dem Gefäß heraus. Er wirbelt durch den gesamten Raum, fliegt in die eine Ecke und von dort wieder in die Höhe. Der Zauberstaub wirbelt durch die Halle. Du siehst kaum noch die anderen Kinder, es ist, als ob durch diesen Wirbelsturm die Luft erfüllt ist von glitzernden leuchtenden Staubkörnchen. Nach und nach legt sich der Sturm und du erkennst wieder, dass du in der Halle bist.
Es ist die Halle, in der die Echse euch den Auftrag gegeben hatte. Sie sitzt genau vor euch mit ihren funkelnden grünen Augen und spricht: »Ich danke euch! Dank des Zauberstaubs kann meine Höhle in ihrem alten Glanz erstrahlen. Die Steine konnten neue Leuchtkraft auftanken, das wird einige hundert Jahre halten.
Wie ich euch versprochen habe, darf nun jedes Kind sich aus

meiner goldenen Kiste den Stein heraussuchen, dessen Eigenschaft es lange Zeit begleiten soll.«
Du schaust in die goldene Kiste und findest sofort den Stein, der dort nur auf dich gewartet hat. Du steckst ihn in deine Tasche, bedankst dich bei der Echse und kehrst mit deinem Zauberteppich zurück ins Hier und Jetzt.

Und wenn ich jetzt gleich von zehn bis eins zähle, ist das für dich ein Angebot, dass du allmählich zurückkehrst ins Hier und Jetzt. Wenn du wach geworden bist, fühlst du dich ruhig, zuversichtlich, ausgeglichen, stark, selbstbewusst und zufrieden.

Zehn:	Du kannst zurückkehren ins Hier und Jetzt.
Neun:	Du fühlst dich gelassen, ruhig und zufrieden.
Acht:	Du wirst allmählich wieder wach.
Sieben:	Du genießt deine Ruhe, Schwere und Wärme.
Sechs:	Erstaunlich, wie ruhig du dich fühlen kannst.
Fünf:	Es ist schön zu wissen, dass du entspannt sein kannst.
Vier:	Es macht Spaß, seine Fantasie zu entfalten.
Drei:	Du kannst jetzt deine Hände bewegen. Du streckst die Arme nach oben.
Zwei:	Du atmest tief ein und aus.
Eins:	Du öffnest die Augen und bist zurückgekehrt ins Hier und Jetzt.

Literatur

Brown, M. & Ralph, S. (1994): *Managing Stress in Schools.* Plymouth: Northcote House.

Casbarro, J. (2003): *Test Anxiety & What You Can Do About It.* Port Chester: Dude.

DuPont Spencer, E., DuPont, R. L. & DuPont, C. M. (2003) : *The Anxiety Cure for Kids: A Guide For Parents.* New Jersey: Wiley.

Goldstein, S., Hagar, K. & Brooks, R. (2002): *Seven Steps to Help Your Child Worry Less.* Plantation: Speciality Press.

Epiktet (1995): *Wege zum glücklichen Handeln.* Frankfurt a. M.: Insel.

Hennenhofer, G. & Heil, K. D. (1973): *Angst überwinden.* Stuttgart: DVA.

Hess, T. (1989): *Lern- und Leistungsstörungen im Schulalltag.* Dortmund: borgmann.

Klein-Heßling, J. & Lohaus, A. (2000): *Stresspräventionstraining für Kinder im Grundschulalter.* 2. Aufl. Göttingen: Hogrefe.

Krowatschek, D. & Theiling, U. (2006): Mit dem Zauberteppich unterwegs. Entspannung in Schule, Gruppe und Therapie für Kinder und Jugendliche. Dortmund: borgmann.

Last, C. G. (2006): *Help for Worried Kids: How Your Child Can Conquer Anxiety and Fear.* New York: Guilford.

Lotz, N. & Diekstra, R. F. W. (2003): *Rational-Emotive Therapie (RET).* 3. Aufl. Frankfurt: Klotz.

Makowski, S. (2003): *Die Schulangst besiegen.* Berlin: Cornelsen.

Methia, D. (2004): *Help Your Child Overcome Test Anxiety & Achieve Higher Test Scores.* College Station: VBW.

Müller, E. (1984): *Hilfe gegen Schulstress.* Reinbek b. Hamburg: Rowohlt.

Schmidt, L. W. (2000): *Klausuren und Prüfungen ohne Ängste schreiben.* Norderstedt: Books on Demand.

Schneider, S. (2004): *Angststörungen bei Kindern und Jugendlichen.* Berlin: Springer.

Schuster, M. (2001). *Für Prüfungen lernen.* Göttingen: Hogrefe.

Vester, F. (1993): *Phänomen Stress. Wo liegt sein Ursprung, warum ist er lebenswichtig, wodurch ist er entartet?* Neuaufl. München: dtv.

Wagner, A. P. (2002): *Worried No More: Help and Hope for Anxious Children.* Rochester: Lighthouse.

Wolf, D. & Merkle, R. (2003): *So überwinden Sie Prüfungsängste.* 7. Aufl. Mannheim: PAL Verlagsgesellschaft.

Bildnachweis

Die Zeichnungen auf den Seiten 41 und 81 sind von Ulla Doyen.